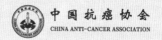

中国抗癌协会
CHINA ANTI-CANCER ASSOCIATION

胃 癌

中国肿瘤整合诊治指南（CACA）

CACA GUIDELINES FOR HOLISTIC INTEGRATIVE MANAGEMENT OF CANCER

2022

丛书主编 ◎ 樊代明

主　　编 ◎ 徐惠绵

U0244973

天津出版传媒集团

天津科学技术出版社

图书在版编目(CIP)数据

中国肿瘤整合诊治指南.胃癌.2022/樊代明丛书主编;徐惠绵主编.--天津:天津科学技术出版社,2022.3

ISBN 978-7-5576-9973-4

Ⅰ.①中… Ⅱ.①樊… ②徐… Ⅲ.①胃癌-诊疗-指南 Ⅳ.①R73-62

中国版本图书馆CIP数据核字(2022)第045870号

中国肿瘤整合诊治指南.胃癌.2022
ZHONGGUO ZHONGLIU ZHENGHE ZHENZHI ZHINAN.WEIAI.2022

策划编辑:方　艳

责任编辑:李　彬

责任印制:兰　毅

出　　版:天津出版传媒集团
　　　　　天津科学技术出版社

地　　址:天津市西康路35号

邮　　编:300051

电　　话:(022)23332390

网　　址:www.tjkjcbs.com.cn

发　　行:新华书店经销

印　　刷:天津中图印刷科技有限公司

开本787×1092　1/32　印张4.25　字数70 000

2022年3月第1版第1次印刷

定价:36.00元

胡建昆　胡　祥　赵永亮　唐　磊　徐建明

徐泽宽　徐瑞华　聂勇战　袁　媛　高丽华

曹　晖　梁　军　章　真　黄　华　黄昌明

龚建平　程向东　熊　斌　蔡建春　潘凯枫

燕　敏　薛英威

审校组

朱　志　刘福团　高梓茗　王鹏亮　郭晓玉

目录

第一章　胃癌的预防与筛查 ……………………………………001

　第一节　流行病学 …………………………………………001

　第二节　病因学 ……………………………………………002

　　1　生活方式 ……………………………………………002

　　2　感染因素 ……………………………………………002

　　3　环境因素 ……………………………………………003

　　4　遗传因素 ……………………………………………003

　　5　癌前疾病与癌前病变 ………………………………003

　　6　种族因素 ……………………………………………003

　第三节　高风险人群 ………………………………………004

　第四节　人群筛查 …………………………………………004

　　1　筛查方法 ……………………………………………005

　　2　筛查策略 ……………………………………………005

　　3　筛查评分系统及流程 ………………………………006

　第五节　胃癌的三级预防 …………………………………007

第二章　胃癌的诊断 ……………………………………………009

　第一节　临床表现 …………………………………………009

　　1　症状 …………………………………………………009

　　2　体征 …………………………………………………010

　第二节　血清学检查 ………………………………………010

第三节　内镜诊断 ·····················011

  1　早期胃癌（EGC） ················011

  2　进展期胃癌 ······················015

第四节　影像学检查与诊断 ···········015

  1　检查手段选择 ···················015

  2　检查流程规范 ···················017

  3　影像报告规范 ···················018

第五节　腹腔镜诊断与分期 ···········019

  1　腹腔镜分期的适应证 ············019

  2　腹腔镜分期的禁忌证 ············020

  3　腹水或腹腔灌洗液检查 ·········020

  4　腹膜转移结果的记录 ············021

第六节　病理诊断 ·····················021

  1　病理概念 ························021

  2　标本类型与固定、取材 ·········022

  3　大体分型 ························024

  4　组织学分型与分级 ··············026

  5　分期 ····························027

  6　分子病理检测 ···················028

第三章　胃癌的治疗 ·················032

第一节　内镜治疗 ·····················032

  1　适应证与禁忌证 ················032

  2　根治度评估 ······················033

第二节　外科手术治疗 ···············034

  1　治疗原则 ························034

  2　手术切除范围 ···················035

3 根治性淋巴结清扫 ·················036

4 消化道重建 ·····················038

5 腹腔镜及机器人手术 ·············041

6 功能保留手术 ···················042

7 非根治手术治疗 ·················043

8 Ⅳ期GC转化治疗与外科干预 ·······044

9 残胃癌外科治疗 ·················050

10 食管胃结合部癌外科治疗 ·········052

11 外科治疗并发症 ·················054

第三节 胃癌的药物治疗 ·············060

1 辅助治疗 ·······················060

2 新辅助治疗 ·····················062

3 晚期治疗 ·······················064

4 药物治疗并发症 ·················068

第四节 放疗 ·······················073

1 放疗指征 ·······················074

2 放疗技术及靶区 ·················075

3 放疗剂量及方案 ·················077

第五节 特殊类型胃癌的治疗 ·········078

1 胃低分化神经内分泌癌 ···········079

2 胃肝样腺癌 ·····················079

3 胃淋巴上皮瘤样癌 ···············080

4 遗传性弥漫性胃癌 ···············081

5 Borrmann 4型胃癌 ···············081

第四章 胃癌的康复 ·················082

第一节 随访 ·······················082

1　随访策略 ………………………………082

2　随访频率 ………………………………083

3　随访内容 ………………………………083

第二节　营养评估与治疗 …………………084

1　营养评估 ………………………………085

2　营养治疗 ………………………………085

3　能量需求 ………………………………087

4　免疫营养制剂与配方 …………………088

5　营养治疗疗效评价 ……………………088

第三节　快速康复 …………………………089

1　围术期ERAS全程管理 ………………089

2　术前准备 ………………………………089

3　术中管理 ………………………………091

4　术后管理 ………………………………092

第四节　术后护理 …………………………095

1　院内护理 ………………………………095

2　居家护理 ………………………………097

第五节　中医中药治疗 ……………………099

1　治疗原则 ………………………………099

2　辨证论治 ………………………………099

3　扶正与康复 ……………………………101

第六节　心理康复 …………………………103

1　药物治疗 ………………………………103

2　心理治疗 ………………………………104

参考文献 ………………………………105

第一章

胃癌的预防与筛查

第一节 流行病学

据全球最新数据（Globocan 2020），胃癌（Gastric Cancer, GC）发病率居恶性肿瘤第5位，新增108.9万例，年龄标化发病率男性15.8/10万、女性7.0/10万。死亡率居第4位，新增死亡76.9万例，总死亡率为7.7/10万。近5年全球年均发病180.6万例，其中亚洲139.7万例（77.4%），中国68.9万例（38.2%）。我国2020年发病率居恶性肿瘤第3位，新增47.9万例，男性发病率29.5/10万、女性12.3/10万；死亡37.4万例，死亡率居第3位，为15.9/10万。

GC发病率存在性别、年龄及地区差异。我国发病和死亡最高都在60~74岁，同龄段男性均高于女性。东北、华北、西北和东部沿海地区发病率明显高于南方地区，山区高于农村，农村高于城市。

随医疗技术提高及筛查实施，早癌检出率上升，死亡率下降。日本和韩国长期实施人群内镜筛查，早癌（T1bN0M0 和 T2N0M0）检出率逐年上升，早诊率超 70%。我国早癌检出率为 20% 左右，GC 年龄标化 5 年生存率逐年上升，2000—2004 年、2005—2009 年、2010—2014 年统计数据分别为 30.2%、33.2% 和 35.9%，且城市高于农村。

第二节　病因学

1　生活方式

饮食因素与 GC 发生风险相关。大量食用烤制和炭化动物肉，高盐摄入、盐腌食品和熏制食品会促进肿瘤发展。吸烟和饮酒同样是 GC 的风险因素。肥胖与 GC 特别是贲门癌的发生发展有关。

2　感染因素

世界卫生组织（WHO）将幽门螺杆菌（Helicobacter pylori，Hp）列为人类 GC 的第 I 类致癌原。在我国，EB 病毒相关（EBVGC）占 6.7%~10.6%，EBV 感染状态可能是 GC 治疗的生物标志物。胃肠微生物群和某些特定细菌感染与 GC 或癌前病变有关，部分胃内微生物群与 Hp 可产生协同作用。

3 环境因素

职业暴露会导致 GC 发生。长期暴露于橡胶粉尘、橡胶烟雾、硝胺、石棉、水泥以及六价铬等金属颗粒的从业者，GC 风险显著增加。其他理化因素如：放射线、电离辐射、氯乙烯、苯、多环芳烃、双氯甲醚等，同样具有致癌风险。

4 遗传因素

遗传因素在 GC 病因学中起重要作用。GC 遗传可分为两种形式，即家族性遗传模式（聚集性，强遗传易感性）和人群遗传模式（散发性，弱遗传易感性）。

5 癌前疾病与癌前病变

慢性萎缩性胃炎、残胃、腺瘤型息肉、经久不愈的慢性胃溃疡等是具有 GC 发生风险的癌前疾病。胃黏膜上皮异型增生、上皮内瘤变以及不完全性大肠型肠上皮化生等病理组织学改变，是临界的癌前病变。GC 前疾病的患者，特别是伴有癌前病变的 GC 前疾病患者，发生 GC 的风险显著升高。

6 种族因素

种族对 GC 发生风险的影响各不相同。西班牙裔和某些亚洲种族（韩国，中国，越南和日本）患者肠上皮化生患病率更高，为 12.7%~39.9%。Globocan 2020 显示，近 5 年全球 GC 年发病 180.6 万例，77.4% 来自亚洲。

第三节　高风险人群

GC 高风险人群定义为年龄 ≥40 岁且符合下列任意 1 条者：①GC 高发地区人群。②Hp 感染者。③既往患有癌前疾病。④GC 病人一级亲属。⑤存在 GC 其他环境风险因素。

另外，符合下列情况之一，可视为遗传性弥漫性 GC 的高风险人群：①家族中至少 3 例诊断为 GC，其中至少 1 例确诊为弥漫型 GC 或印戒细胞癌；②家族中至少 2 例诊断为 GC，其中至少 1 例在 50 岁之前诊断为弥漫型或印戒细胞癌；③家族中有 35 岁之前诊断为弥漫型 GC 或印戒细胞癌的个体；④家族中有同时诊断为弥漫型或印戒细胞癌和小叶性乳腺癌的个体；⑤家族中有 1 例诊断为弥漫型 GC 或印戒细胞癌，另外 1 例诊断为小叶性乳腺癌或结肠癌（印戒细胞癌）。

第四节　人群筛查

筛查是早期发现 GC 的重要手段。韩国和日本分别在年龄 >40 岁或 >50 岁的全人群中开展 GC 普查。

基于我国国情，推荐在GC高发区进行人群筛查，医疗实践中推荐对高危人群行机会性筛查。

1 筛查方法

1.1 血清学筛查

血清胃蛋白酶原（pepsinogen，PG）作为慢性萎缩性胃炎的标志物已纳入GC筛查计划。我国筛查采用PG I 浓度 ≤70μg/L 且 PG I /PG II ≤3.0 作为GC高危人群标准。据血清学检测结果对风险进行分层，并决定检测策略。

1.2 Hp检测

临床应用的非侵入性Hp检测试验中，尿素呼气试验是最受推荐的方法，单克隆粪便抗原试验可为备选；血清学Hp检测试验可用于高危人群筛选。

1.3 内镜筛查

内镜检查是GC精查手段，其中以高清染色内镜为辅助活检是检测胃黏膜癌前状态或癌前病变的最佳方法。对边界不清低级别上皮内瘤变建议每年复查1次；对边界清晰、未行内镜治疗的高级别上皮内瘤变建议每6个月复查。

2 筛查策略

推荐采用血清PG结合Hp检测并联合胃镜精查作

为GC筛查方案，即首先采用非侵入性方法筛出高风险人群，继而进行有目的的内镜下精查。

3 筛查评分系统及流程

我国基于近15000例GC风险人群的研究结果，建立了新型筛查评分系统。该系统含5个变量，总分为0~23分，根据分值将筛查目标人群分为3个等级：高危（17~23分）、中危（12~16分）和低危（0~11分）。

参考国内外既往筛查方法，结合国内最新临床证据，推荐筛查流程见图1-1。

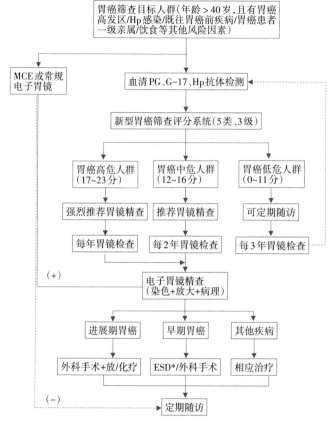

*ESD指内镜黏膜下剥离术（endoscopic submucosal dissection）

图1-1　GC筛查流程图

第五节　胃癌的三级预防

一级预防策略即通过病因学预防及不良生活方式干预以降低发病率。对各类危险因素和重点人群，开展健康宣讲、改进不良饮食习惯和方式，对GC前疾病与病变进行干预，根除 Hp 是降低 GC 发病率最有效的一级预防策略。

二级预防策略即通过有效筛查、早期发现以降低病死率。目前认为，采用血清 PG、胃泌素-17、Hp-IgG 等初筛及新型筛查评分系统，继而有目的的内镜下精查是较为可行的筛查策略。重点筛查罹患癌前疾病与癌前病变的高危人群。

三级预防策略即通过规范化治疗与康复管理以降低复发率，提高生活质量及生存率。对中、晚期 GC 加强整合治疗，晚期病人要减轻痛苦，提高生活质量。治疗后应定期随访观察，监测转移复发，采取各种措施促进康复，提高生存率。

第二章

胃癌的诊断

第一节 临床表现

1 症状

早期 GC 常无明显症状，随病情发展，可出现类似胃炎、胃溃疡的症状，主要有：上腹部饱胀不适或隐痛，饭后为重；食欲减退、嗳气、返酸、恶心、呕吐、黑便等。进展期 GC 除上述症状外，常表现：①体重减轻、贫血、乏力；②胃部疼痛，如疼痛持续加重且向腰背部放射，提示存在胰腺和腹腔神经丛受侵可能；③GC 穿孔，可出现剧烈腹痛；④恶心、呕吐，常为肿瘤引起梗阻或胃功能紊乱所致；⑤贲门胃底癌可有胸骨后疼痛和进食哽噎感、吞咽困难，胃窦部癌引起幽门梗阻时可出现呕吐宿食和胃内容物；⑥肿瘤侵犯血管，可致消化道出血，根据出血量表现为大便潜血阳性、黑便及呕血；⑦其他症状，如因胃酸缺乏、胃排空加快所导致的腹泻、转移灶引起的女性患者月经异常，发现卵巢转移瘤（Krukenberg瘤），以及极少数以脑转移肿瘤所致首发症状就诊。

2 体征

早期多无明显体征，上腹深压痛可能是唯一体征。进展期至晚期可出现下列体征：①上腹肿块：在幽门窦或胃体，有时可扪及上腹肿块；女性于下腹部扪及可推动肿块，应考虑Krukenberg瘤可能；②胃肠梗阻：幽门梗阻可有胃型及震水音，小肠或系膜转移使肠腔狭窄可致部分或完全性肠梗阻；③腹水征：有腹膜转移时可出现血性腹水；④锁骨上淋巴结（Virchow淋巴结）肿大；⑤直肠前窝肿物；⑥脐部肿块（Sister Mary Joseph's征）等。其中，锁骨上淋巴结肿大、腹水征、下腹部包块、脐部肿物、直肠前窝种植结节、肠梗阻表现，消瘦、贫血、腹水、水肿、发热、黄疸、营养不良甚至恶病质是GC晚期的重要体征。

第二节 血清学检查

GC早期症状及体征多不明显，推荐血清学检查。常用检测指标包括胃功能检测：PG Ⅰ、PG Ⅱ、PG Ⅰ/PG Ⅱ、胃泌素17，以及肿瘤标志物：CEA、CA19-9、AFP、CA724、CA125等肿瘤标志物。肿瘤标志物在评估 GC 分期、判断预后及监测疗效等发挥一定作用，联合检测可提高诊断灵敏度和特异度。新型标志物（DNA 甲基化、ctDNA 等）值得期待。对影像学无明确新发或进展病灶而肿瘤标志物持续升高者，应警惕疾病复发或进展可能，密切随访，寻找原因。

第三节　内镜诊断

1　早期胃癌（EGC）

1.1　存在诊断

根据病变的黏膜表现，明确病变部位及范围，并判定 Hp 感染状态；色素内镜可突出病变特征，有助病变范围辨认，并提高活检准确性。

1.2　性质诊断

发现病变须作定性诊断，建议放大内镜结合染色观察，以鉴别病变的良恶性。推荐基于 VS（vessels plus surface）理论的放大内镜简易诊断流程（MESDA-G）。VS 理论包括表面微血管（V）与表面微结构（S）。两者均包括规整、不规整和消失 3 种形态。放大镜下早癌的特征是：癌与非癌背景交界处存在异常的表面微血管和/或异常的表面微结构。表现为微血管/上皮呈闭环、开环、曲折、分枝，形态各异，分布不对称等。MESDA-G 流程详见图 2-1。

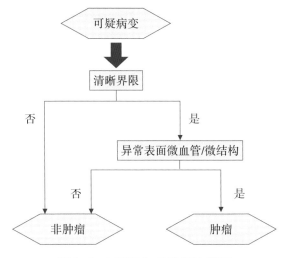

图2-1 MESDA-G诊断流程图

关于早癌的内镜下分型可根据2005年更新的巴黎分型标准，分为隆起型（0-Ⅰ）、平坦型（0-Ⅱ）和凹陷型（0-Ⅲ）。0-Ⅰ型又分为有蒂型（0-Ⅰp）和无蒂型（0-Ⅰs）。0-Ⅱ型又分为0-Ⅱa（轻微隆起）、0-Ⅱb（平坦）和0-Ⅱc（轻微凹陷）三个亚型。区分0-Ⅰ型与0-Ⅱa型的界限为隆起是否达2.5mm，区分0-Ⅲ型与0-Ⅱc型的界限为凹陷是否达1.2mm。对轻微隆起和轻微凹陷病灶，根据隆起/凹陷比例分为0-Ⅱc+Ⅱa和0-Ⅱa+Ⅱc型。凹陷和轻微凹陷共存的病灶，则根据二者比例分为0-Ⅲ+Ⅱc和0-Ⅱc+Ⅲ型，图2-2。

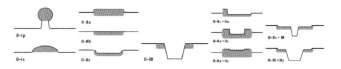

图 2-2　早期 GC 内镜下分型（巴黎分型，2005）

1.3　早癌术前评估

根据内镜治疗适应证，术前需对早癌进行详细评估，以制定恰当治疗方案。

强调 MDT to HIM（Holistic Integrative Medicine）原则，即对病变切除适应证难以把握的患者，必须组织 MDT to HIM 讨论制定最适合、最优化的个体整合诊治方案。

表 2-1　早癌术前评估

评估项目	具体内容
病变大小	通过比较病变和内窥镜或活检钳的直径，或使用测量盘或测量钳测量病变的大小
组织学类型	结合内镜检查结果和活检标本的组织病理学诊断结果进行综合判断，分为两类：形成腺管的分化型腺癌和缺乏或无腺管形成的未分化型癌[a]
病变浸润深度	术前内镜诊断为黏膜内癌的病变包含 pT1b1（SM1，黏膜肌层下垂直浸润深度<500μm）病变。普通白光观察时应将 pT1b2（SM2，黏膜肌层下缘起超过 500μm）所见作为重要观察指标，目前常将病变边缘是否出现台状上举来判断病变的浸润深度。必要时应结合超声内镜进一步对病变的浸润深度进行评估
有无溃疡	常规的白光内镜检查应确定早期胃癌有无活动性溃疡或溃疡瘢痕

注：分化型与未分化型腺癌在内镜下呈现不同的大体形态与特

性。①大体形态：分化型腺癌呈挤压性增殖、膨胀性生长，其早期多呈隆起型（0-Ⅱa和0-Ⅰ型）；而未分化型腺癌呈破坏性增殖、弥漫性浸润，造成黏膜结构的破坏而形成凹陷（0-Ⅱc）。②色泽：分化型腺癌多发红；未分化型腺癌多呈褪色改变。③病变边缘：分化型腺癌的凹陷边缘多呈棘状、缓坡状、边缘隆起；而未分化型腺癌的边缘多呈直线型、锯齿状、断崖状。

1.4 超声内镜检查

超声内镜（Endoscopic ultrasonography，EUS）在直接观察病变同时，可反映胃壁解剖层次的浸润程度，因此作为第8版AJCC/UICC中cT分期的首选手段。对胃周肿大淋巴结，EUS可辅助评估N分期。推荐自十二指肠球部回撤，评估No.5、No.6及部分第二站淋巴结（No.8、No.12）；胃内扫查评估No.1-No.4；通过识别腹腔干、脾血管等重要解剖标志可评估No.9-No.11。应用EUS辅助技术，如组织弹性成像等，可进一步鉴别良恶性淋巴结，必要时予以EUS引导下细针穿刺。此外，EUS可发现部分转移灶，并可探及微量腹水，从而辅助评估M分期。如非区域淋巴结发现可疑，亦纳入M分期考虑。

1.5 活检病理检查

发现可疑早癌病灶，应取活检，活检数视病灶大小而定。可按以下标准进行：病变＞1cm，活检数≥2块；病变＞2cm，活检数≥3块；病变＞3cm，活检数≥

4块。标本应足够大,深度应达黏膜肌层。

2 进展期胃癌

2.1 内镜下分型

通常采用 Borrmann 分型,根据肿瘤在黏膜面的形态和胃壁内浸润方式和范围进行分型,详见第二章第六节病理诊断部分。

2.2 活检病理检查

为提高活检阳性率,建议取标本 6~8 块,根据不同类型病变选取不同部位:带蒂病变应于病变头部;隆起型应于病变顶部;溃疡型应于溃疡堤内侧。

第四节 影像学检查与诊断

通过 MDT to HIM,实现对患者肿瘤影像的诊断和 cTNM 分期的准确判定,强调针对疑难病例,术前外科医生与影像医生的深入沟通。

1 检查手段选择

GC 影像学检查手段分为常规手段(CT)与备选手段(MRI,PET-CT,上消化道造影),详见图2-3。腹盆增强 CT 是 GC 首选的影像学检查方法,是检出和判断淋巴结转移及腹膜转移的优选手段。推荐进展期 GC 常规行胸部 CT,排除肺转移。当食管胃结合部癌需要判断病变范围及纵隔淋巴结转移时，应行胸部CT增强扫描。MRI作为CT增强扫描禁忌或怀疑肝转移时进一步检查手段，有助早期肝转移的检出和进展期癌侵犯范围的判断。PET-CT可辅助远处转移灶的评价，适用于影响治疗决策而传统影像学无法准确判断的病例，如较小的腹膜转移灶，疑诊转移的锁骨上、纵隔及No.16淋巴结。X线造影多推荐在食管胃结合部癌应用，辅助判断食管受侵范围，并进行Siewert分型。此外，小样本研究显示，MRI扩散加权成像、双能CT成像以及PET-CT成像等功能影像学手段可辅助疗效评价。影像组学可有效增进影像工作流程的潜力，提高病变检出，降低错误概率。目前影像组学主要基于CT纹理，在分析预测GC病理学特征、明确淋巴结转移及病理分期、评估疗效预后等，均有较高准确率。

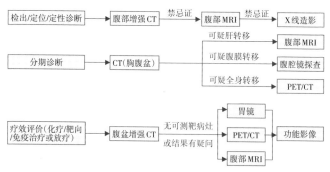

图2-3 影像诊断技术的适用范围

2 检查流程规范

CT与MRI需要规范的前处置以保证图像质量，包括低张、气/水充盈和呼吸训练三项。CT、MRI扫描范围自膈顶至盆底。胃走行迂曲，为清晰显示癌肿的厚度、形态、范围及与临近脏器和组织的关系，应常规联合轴、冠、矢状位三个平面进行观察。

腹盆CT需增强，建议三期增强（动脉期、静脉期及延迟期），如有含碘造影剂应用禁忌者建议备选MRI检查。GC的MRI检查序列至少包括四种，其中磁共振扩散加权成像（DWI）在胃病变检出、诊断和鉴别诊断、分期及疗效评价等均有重要价值，并可辅助胃病变的量化评价与动态比较。影像科应建立GC影像检查前处置及扫描的质量控制及SOP流程（图2-4），护士应注意通过询问和观察评估低张起效情况，技师扫描定位像时应注意对胃腔充盈情况的判断，MRI检查时应注意对患者呼吸的控制和管理。应建立图像质量定期分析评价机制。

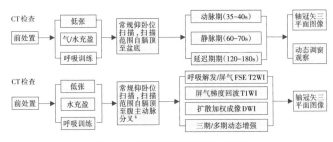

图2-4　影像学检查SOP流程

3　影像报告规范

影像学报告应密切围绕检出、诊断、cTNM分期及治疗评效等与临床诊治相关的全面信息，发挥多学科整合诊疗（MDT to HIM）在影像图像判读作用。推荐结构式报告，主要内容为：

3.1　原发灶

部位，远近端边界（食管胃结合部癌报告Siewert分型），形态（Borrmann分型），厚度，强化特征，以及侵犯深度、黏膜及浆膜面情况、与邻近脏器关系。

3.2　淋巴结

参照日本胃癌学会的报告形式，包括有明确转移征象的淋巴结数目（或参照N分期的数目范围），最大淋巴结长短径，形态、边界、强化。涉及临床分组决策的关键淋巴结转移判断，应通过MDT to HIM讨论决定。

3.3　远处转移

转移灶位置、分布、形态、大小、密度及强化特征，腹膜形态及腹水情况。腹膜转移报告要区分大网膜、肝周被膜、横结肠系膜、小肠系膜、壁腹膜等不同区域。对CT或MRI检出少量腹水、网膜污迹征或腹膜微小结节，尽管无法确诊，但应结合原发灶大体形态特征及分期，提示临床可能存在隐匿性腹膜转移风险，为进一步腹腔镜探查和腹腔灌洗决策提供依据。存在争议时提交MDT to HIM讨论。

第五节 腹腔镜诊断与分期

腹膜转移是GC最常见的远处转移，包括腹膜种植（Peritoneal dissemination，P1）和腹腔游离癌细胞（intraperitoneal free cancer cells，CY1）。对GC的腹膜转移，缺乏准确的无创诊断手段，导致10%~30%术前诊断为局部进展期的患者术中发现腹膜转移，称为隐匿性腹膜转移。

腹腔镜探查可有效减小创伤，评估腹腔内转移和程度。同时，术中可行腹腔灌洗细胞学检测，进而制定治疗策略或评估疗效。由于其对腹膜转移诊断的重要性，NCCN、ESMO和CSCO等多国指南均推荐腹腔镜探查评估腹膜转移状态，但结论尚未统一。

1 腹腔镜分期的适应证

现行指南对腹腔镜探查的适应证尚存争议，目前中国仍以进展期 GC 为主体，不应贸然缩小探查适应证，以尽量避免意外的开关腹手术或遗漏腹膜转移状况。CT 怀疑腹膜转移时推荐腹腔镜探查。此外，对拟行新辅助治疗者，建议对肿瘤分期较晚（cT3-4 或 N+）者行腹腔镜分期，尤其是具有腹膜转移高危因素、拟行术前治疗者。

2 腹腔镜分期的禁忌证

既往腹盆腔手术史，明确、可疑严重腹腔粘连等无法接受腹腔镜手术或心肺功能等不能耐受麻醉及 CO_2 气腹的患者。

3 腹水或腹腔灌洗液检查

腹水或腹腔灌洗液细胞学检查是目前诊断腹腔内游离癌细胞的金标准。腹腔游离癌细胞检查操作规范如下：①腹水收集：如有足够量（>200mL）腹水则直接取腹水进行细胞学检查，如无腹水或腹水量 <200mL 者，则用 >250mL 温生理盐水依次冲洗双侧膈顶、肝下区、大网膜、双侧结肠旁沟和道格拉斯窝，避免直接冲洗原发病灶；于双侧膈下区、肝下区和道格拉斯窝收集 >100mL 灌洗液，行细胞学检查。②标本制作：腹水或腹腔冲洗液离心后，取细胞沉淀直接涂片，固定、苏木精-伊红或巴氏染色法染色。

4 腹膜转移结果的记录

腹膜转移应记录如下：①腹膜种植（P）应记录为：Px：腹膜种植状况不明；P0：无腹膜种植；P1：有腹膜种植。腹膜种植程度可参照第15版日本《胃癌处理规约》标准或Sugarbaker腹膜癌症指数（Peritoneal cancer index，PCI），但难度较大。②腹腔游离细胞（CY）检测结果记录为：CYx：未行腹腔灌洗细胞学检测；CY0腹腔游离癌细胞检测阴性；CY1：腹腔游离癌细胞检测阳性；可疑阳性应记录为CY0。

第六节 病理诊断

1 病理概念

（1）上皮内瘤变/异型增生：指胃黏膜上皮不同程度的细胞和结构异型性为特征的病变，但未突破基底膜，属GC癌前病变。上皮内瘤变分为低级别和高级别内瘤变，低级别是指细胞异型性小，细胞排列极向存在，腺体结构无异型；高级别是指细胞异型性大和/或极向紊乱，相当于原位癌。

（2）早期GC（early gastric cancer，EGC）：局限于胃黏膜或黏膜下层的侵袭性癌，可有/无淋巴结转移。

（3）进展期GC（advanced gastric cancer，AGC）：

癌组织侵达胃固有肌层或更深者，不论是否淋巴结转移。

（4）食管胃结合部腺癌（AEG）：肿瘤中心处于食管–胃解剖交界线上下5cm区间以内的腺癌，并跨越或接触食管胃结合部。

（5）癌结节（tumor deposit）：为在胃周淋巴结引流区域内，与胃周脂肪组织相邻，独立存在的肿瘤结节，其内没有可辨认的淋巴结、血管、神经结构，又称淋巴结外软组织转移。AJCC胃癌第8版分期中的"区域淋巴结"部分首次加入了对癌结节的描述，建议将每个癌结节都当作一个转移的淋巴结纳入N分期，但是此方法仅为经验性推荐，需要更多高等级循证医学证据的支持。

2 标本类型与固定、取材

2.1 标本类型

常见标本类型包括：内镜活检标本，内镜下黏膜切除术（Endoscopic Mucosal Resection，EMR）/内镜下黏膜剥离术（Endoscopic Submucosal Dissection，ESD）标本，根治切除术标本。

2.2 组织标本固定

应及时固定GC新鲜组织：获取并展平组织标本，固定于泡沫板，黏膜面向上；标记口侧及肛侧方向，将黏膜面倒扣，离体30分钟内完全浸入10倍体积的10%中性缓冲福尔马林（固定液）中。固定时间6~72小时，温度为室温。

为有效提高HER2阳性检出率，国内专家提出"剪取法"：即在组织离体10分钟内，沿肿物长轴剪取一条包含肿物全层的组织，放入含固定液的50mL冻存瓶中，与其他组织一同送检。研究表明，该方法可最大限度保持组织活性，明显提高HER2总阳性检出率。

2.3 取材及大体描述规范

（1）活检标本：送检黏膜全部取材，描述组织的大小及数目；展平黏膜进行立式包埋及切片。建议每张玻片含6~8个连续组织片，便于连续观察。

（2）EMR/ESD标本

记录黏膜颜色，病变轮廓、隆起或凹陷、糜烂或溃疡等；记录病变大小、大体分型，以及病变距各切缘的距离；标本应垂直于最近侧切缘全部取材，并标记口侧与肛侧。每间隔2~3mm平行切开，全部取材。若标本太大，可将1条分为多条，分别标记a、b等。

（3）根治术标本

记录肿瘤部位、大小、数目、大体分型、浸润深度、浸润范围及切缘距离等；观察瘤外胃壁黏膜、浆膜面是否有其他改变。取材时，在癌灶中心从口侧至肛侧切缘取一条包含肿物全层的组织分块包埋，包括了肿瘤、肿瘤旁黏膜及两端切缘。单独送检的闭合器切缘应剔除闭合器后全部取材观察。对肿瘤侵犯最深处及可疑环周切缘受累处应重点取材。对早期癌或新辅助治疗后病变不明显的根治术标本，建议将可疑病变区和瘤床全部取材。近端GC建议报告与食管胃交界部的关系；累及食管胃交界部者，记录肿瘤中心距食管胃交界部的距离；远端GC建议报告与十二指肠的关系。

（4）淋巴结取材及送检

取材时应描述淋巴结的数目及大小（建议≤2.0cm×1.5cm×0.3cm）、融合及粘连情况。第8版GC TNM分期推荐至少检出16枚淋巴结。我国多中心回顾性数据分析显示：送检淋巴结数目不低于16枚，方可保证pN0期患者的淋巴结分期的准确性，而对pN1-3b的患者，要求送检淋巴结最低数目不低于30枚。此外，应根据局部解剖，分组送检淋巴结，可反映胃各区域淋巴结转移情况和D2根治手术的质量，从而反映淋巴结清扫的规范性。

3 大体分型

3.1 早期胃癌的大体分型

（1）普通型EGC的大体分型

EGC分为：Ⅰ（隆起型）、Ⅱ（浅表型）、Ⅲ（凹陷性）三型，其中浅表型又分成Ⅱa（浅表隆起型）、Ⅱb（浅表平坦型）、Ⅱc（浅表凹陷型）三个亚型。此外，若有2种或2种以上类型同时存在则为混合型EGC。

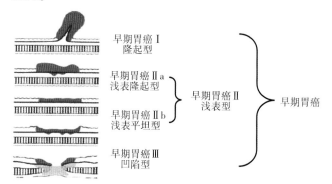

图2-5　EGC大体分型示意图（WHO，2019）

（2）特殊类型EGC大体分型

主要包括：浅表扩散性早期GC、微小GC（直径≤0.5cm）和小GC（0.5cm＜直径≤1.0cm）。

3.2　晚期胃癌（AGC）的大体分型

AGC大体分型建议采用Borrmann分型（图2-6），主要GC在黏膜表面肉眼所见的形态特征和在胃壁内的浸润生长方式进行分类，将GC分为四型：1型（结节隆起型）、2型（局限溃疡型）、3型（浸润溃疡型）、4型（弥漫浸润型，革囊胃）。GC的Borrmann分型可反映GC的浸润生长能力和主要浸润生长方向。

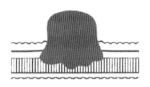

Borrmann 1型
结节隆起型

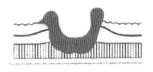

Borrmann 2型
局限溃疡型

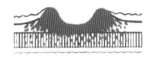

Borrmann 3型
浸润溃疡型

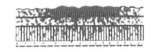

Borrmann 4型
弥漫浸润型(革囊胃)

图2-6　AGC Borrmann分型示意图

4　组织学分型与分级

4.1　组织学分型

建议使用WHO（消化系统肿瘤）和Laurén分型对GC进行组织学分类。Laurén分型根据GC组织学生长方式将胃腺癌分为肠型、弥漫型、混合型或不确定型。TCGA分型将胃癌分为微卫星不稳定型（MSI）、基因组稳定型（GS）、染色体不稳定型（CIN）和EB病毒阳性型（EBV）四型。

4.2　组织学分级

依据GC组织细胞的分化程度分为高分化（G1）、中分化（G2）和低分化/未分化（G3）。

5 分期

GC的临床病理分期推荐采用美国AJCC和国际UICC联合制定的第8版GC分期。新版分期包括临床分期（cTNM）、病理分期（pTNM）及新辅助治疗后病理分期（ypTNM）。

新辅助治疗后手术切除标本的病理学评估，建议根据肿瘤细胞残留及纤维增生程度将肿瘤退缩分级分为：0级（完全缓解，无癌细胞残留）、1级（部分缓解，见单个或小灶癌细胞残留）、2级（疗效小，残留癌灶伴纤维增生）、3级（疗效差/疗效微小或无疗效，广泛残余癌细胞）。但放化疗后可能出现大的无细胞黏液湖，不能将其认为肿瘤残余。

食管胃结合部癌的分型包括Siewert分型及日本Nishi分型。我国推荐采用Siewert分型，包括Ⅰ型：肿瘤中心位于食管胃结合部（esophagogastric junction，EGJ）以上1~5cm并向下生长累及EGJ；Ⅱ型：肿瘤中心位于EGJ以上1cm到EGJ以下2cm，并累及EGJ；Ⅲ型：肿瘤中心位于EGJ以下2~5cm并向上生长累及EGJ。第8版AJCC/UICC分期将肿瘤侵犯EGJ且中心位于EGJ下方2cm内的肿瘤按照食管癌进行分期；对肿瘤中心位于食管胃结合部下方2cm以内但未侵犯食管胃结合部，或肿瘤中心位于食管胃结合部下方2cm以外的肿瘤，遵循GC分期标准。本指南建议目前采用8版pTNM分期标准进行食管胃结合部腺癌（adenocarcinoma of the esophagogastric junction，AEG）分期，同时准确记录肿瘤中心距EGJ的距离。

6 分子病理检测

GC的规范化和个体化治疗须基于病理学的精准诊断和分型。除了传统的组织病理学诊断外，还可借助免疫组化（IHC）、原位杂交（ISH）和基因测序等技术检测一些生物标志物，有助于GC病理诊断。目前，临床病理实践中常用的免疫组化相关标志物包括：

6.1 特殊类型胃肿瘤鉴别诊断相关标志物

（1）GC伴淋巴样间质，占所有GC的1%~7%，该类肿瘤的共同特征是癌组织内或其周围可见CD8⁺淋巴细胞为主的浸润或聚集，提示预后相对较好。目前分为两类：其中80%以上与EBV感染有关，近20%与错配修复蛋白表达缺失（dMMR）有关，可通过PCR方法检测微卫星高度不稳定（MSI-H）或IHC方法检测dMMR状态而进行筛查。

（2）肝样腺癌和伴肠母细胞分化的胃腺癌，很可能是同一分化谱系但分化程度不同的GC类型，均属于产生甲胎蛋白腺癌的范畴，分别处于低分化和高中分化谱系的两端，可检测一组免疫标志物如HepPar.1、

AFP、GPC3、SALL4、Claudin.6、CK19 和 CDX2 等有助于鉴别诊断。

（3）胃大细胞神经内分泌癌或小细胞癌，需进行突触素（Syn）、嗜铬粒素 A（CgA）、CD56 和 Ki-67 等的 IHC 检测。神经内分泌癌分为高分化（NET）与低分化（NEC），NEC 常表现为 RB 基因表达丢失和 p53 表达异常，而 NET 则常无该特征，有助于进行鉴别诊断。

（4）遗传性弥漫性 GC，形态学特征为印戒细胞癌，需要进行 E-cadherin 的 IHC 检测和 CDH1 等基因胚系突变检测，以便筛选或确诊。亚洲 GC 人群中 E-cadherin 异常表达比例约为 44.5%，其低表达是 GC 的独立预后因素。

（5）疑有脉管浸润/瘤栓时，可采用 D2-40、CD34、CK 免疫组化检测加以确认，若怀疑癌组织侵犯神经时，可标记 NF 或 S-100 等加以验证。

6.2 分子靶向治疗相关标志物

肿瘤分子标记物是由肿瘤细胞的基因表达所合成分泌，或是由机体对肿瘤反应而异常产生的物质，包括蛋白质、激素、酶（同工酶）及癌基因产物等。

（1）HER2 检测：HER2 整体阳性率为 14%，中国人群为 8%~12%，是 GC 靶向治疗的经典靶点。ToGA 试验显示，化疗联合曲妥珠单抗治疗可显著延长

HER2阳性AGC生存期，基于此，曲妥珠单抗已被批准用于HER2阳性的GC及EGJ癌。HER2表达尽可能用IHC、ISH等方法，其中IHC为首选方法。在GC HER2诊断标准中，IHC 2+或IHC 3+不需要完全的细胞膜染色，在胃癌中U形染色（即部分细胞外膜中、高度染色）即为阳性。IHC 3+的病例直接判定为HER2阳性（≥10%肿瘤细胞），IHC 1+和IHC 0直接判定为HER2阴性。IHC 2+的病例为"不确定"病例，需进一步行ISH检测明确HER2状态，如有扩增判定为HER2阳性，如无扩增则判定为HER2阴性。

（2）VEGFR2、EGFR和MET等标志物的IHC和/或ISH检测也具有潜在的临床应用价值，但需进一步研究和临床验证。

6.3 胃癌免疫治疗相关标志物

研究发现EBV阳性、MSI及基因高突变负荷的晚期GC患者是免疫检查点抑制剂应用的优势人群，必要时可联合检测。

（1）PD-L1：针对PD-L1免疫组化结果推荐采用联合阳性评分（compined positive score，CPS）方法评估。对PD-L1检查阳性者，尤其CPS≥10，可选用帕博利珠单抗（pembrolizumab）单药用于GC的三线及以上治疗。

（2）EBER：EBER原位杂交为诊断EBV相关胃癌

（EBVaGC）金标准。EBVaGC对免疫治疗较敏感，是免疫检查点抑制剂治疗的获益人群。

（3）MSI/dMMR：MSI是肿瘤免疫检查点抑制剂治疗，尤其PD-1单抗的分子诊断标志物。MSI检测包括MLH1、MSH2和PMS2、MSH6。

（4）肿瘤突变负荷（tumor mutation burden，TMB）：高TMB通常表示高频率新抗原产生，是ICI（Immune Checkpoint Inhibitors）疗效较佳的预测标志物。TMB检测主要通过全外显子组基因测序或基于一组较大的突变基因组和Panel换算进行。

6.4 二代测序（NGS）

NGS二代测序可评估GC遗传学改变，指导治疗。在AGC中使用NGS被NCCN列为2A建议，用以确定治疗方案和/或临床试验入组，特别对药物治疗无效或病理取材有限者，可行NGS指导治疗，也用于MSI、TMB及ctDNA检测。

—— 第三章 ————————————

胃癌的治疗

第一节 内镜治疗

1 适应证与禁忌证

GC的内镜治疗主要用于EGC，且原则上适用于淋巴结转移可能性极低者，内镜下切除术主要包括EMR和ESD。

绝对适应证：①无合并溃疡的分化型黏膜内癌（cT1a）；②病灶大小≤3cm、有溃疡的分化型黏膜内癌（cT1a）；③胃黏膜高级别上皮内瘤变（HGIN）。

扩大适应证：病灶大小≤2cm、无溃疡的未分化型黏膜内癌（cT1a）。

表3-1 内镜治疗适应证

分期	溃疡/深度	分化型		未分化型	
c T1a（M）	UL-	≤2cm	>2cm	≤2cm	>2cm
	UL+	≤3cm	>3cm		
cT1b（SM）					

绝对适应证　　扩大适应证　　非适应证

对不符合上述适应证而应接受手术治疗，在手术风险较大及合并严重并发症时，可将内镜切除作为相对适应证，同时充分交代肿瘤残留及淋巴结转移风险。对绝对适应证下接受内镜切除后局部复发者行内镜二次切除尚存争议，有待研究证实。

EGC内镜治疗的禁忌证包括：①存在淋巴结转移；②肿瘤侵犯固有肌层；③存在凝血障碍等不能耐受内镜下切除。

2 根治度评估

内镜下切除的根治度不同于外科手术切除，外科R0切除意味着切缘阴性，但内镜下切缘阴性并不意味治愈性切除。内镜下切除的根治度由局部切除程度和淋巴结转移可能性两个要素决定，采用eCura系统进行评价（表3-2）。

表3-2 GC内镜下切除eCura评价系统

分期	溃疡/深度	分化型		未分化型	
pT1a（M）	UL（-）	≤2cm	>2cm	≤2cm	>2cm
	UL（+）	≤3cm	>3cm		
pT1b（SM）	SM1	≤3cm	>3cm		
	SM2				

　　　　eCura A*　　　　　eCura B*　　　　　　eCura C-2

*需满足 enbloc 整块切除、HM0、VM0、ly（-）、v（-）。
*分化型癌中，满足 eCuraA 或 B 的其他条件，但未实现 enbloc 切除或 HM0 的局部未能完整切除的病例，即 eCuraC1。

对根治度 A（eCuraA）及根治度 B（eCuraB）定期随访即可。内镜根治度 C-1（eCuraC-1），发生淋巴结转移的风险低。在与患者充分交流、沟通后，选择再行 ESD 或追加外科切除。在黏膜下浸润部分或断端阳性时，因病理学诊断不确切，应追加外科切除。内镜根治度 C-2（eCuraC-2）时，原则上应追加外科切除。因年龄、并存疾病等不能行外科手术时，应向患者充分说明淋巴结转移风险和局部复发、远处转移风险，对复发时根治困难及预后不良等。

第二节 外科手术治疗

1 治疗原则

EGC 中，除符合内镜治疗适应证者，其余的主要治疗手段是手术；对局部 AGC，应采取手术为主的整合治疗策略。根治性手术包括完整切除原发灶和彻底清扫区域淋巴结。非根治性手术主要包括姑息手术和减量手术。

根治性手术：标准手术是以根治为目的，完整切除原发病灶，行 D2 淋巴结清扫；缩小手术定义为胃切除范围小于 2/3 和/或淋巴结清扫范围小于 D2（D1、D1+或其他）；扩大手术包括联合脏器切除或（和）D2 以上淋巴结清扫。

非根治性手术：①姑息手术主要针对有远处转移或肿瘤侵犯重要脏器无法切除同时合并出血、穿孔、梗阻等并发症的患者。术式包括胃姑息性切除、胃空肠吻合短路术及空肠营养管置入术等。姑息手术目的是解除症状、提高生活质量。②减量手术主要针对存在不可治愈因素，在未出现肿瘤并发症时进行的胃切除术。

近年来腹腔镜和机器人手术快速发展。腹腔镜远端胃大部分切除联合 D2 淋巴结清扫对于 EGC 不仅安全，且可降低出血量，加速胃肠恢复，缩短住院时间（详见第三章第二节 5）。对适合接受远端胃大部分切除 AGC，腹腔镜手术可选择在大的肿瘤中心开展；而对腹腔镜近端 GC 切除及 AGC 的腹腔镜全胃切除目前缺乏研究证据，有待临床研究。目前尚无大样本前瞻性研究证实机器人手术在 AGC 的治疗价值，预期优势与作用仍需更多研究证据。

2 手术切除范围

手术切除范围主要依据肿瘤部位、分期、大小及周围淋巴结转移来整合决定。

EGC 手术切除时，在确定切除线前应保证足够切缘，一般在肿瘤边缘 2cm 以上。当肿瘤边界不清，难以确定切除线时，术前内镜下对肿瘤边界行金属钛夹定位会有帮助，必要时行术中冰冻病理检查以确保切缘阴性。

AEG呈局限性生长者，切缘距病灶至少3cm；对浸润生长者，应超过5cm；若肿瘤侵犯食管或幽门，5cm切缘非必需，建议冰冻切片检查切缘保证R0切除。

EGC切除范围，除远端胃切除和全胃切除外，对临床分期为cT1N0M0者，根据肿瘤不同部位选择不同缩小或功能保留胃切除术式。主要包括：保留幽门的胃切除，近端胃切除及其他术式（局部切除和节段切除等）。

进展期胃下部癌常行远侧胃切除术，胃体部癌常行全胃切除术，EGJ癌常行全胃切除术或近侧胃切除术。如果肿瘤直接侵犯周围器官，在保证R0切除前提下可行根治性联合脏器切除。除肿瘤直接侵犯脾脏，不推荐以淋巴结清扫为目的的预防性脾切除术。

AGC（>T3）标准根治术中，常规可完整切除大网膜，而对T1/T2肿瘤，大网膜切除并不必须，在网膜血管弓3cm距离切断胃结肠韧带即可。对侵犯胃后壁浆膜层的肿瘤，既往有学者提出切除网膜囊可降低腹膜复发转移风险，提高生存，但近期临床试验证实，网膜囊切除未能提高T3/T4a预后。因此不推荐对于AGC常规行网膜囊切除。

3　根治性淋巴结清扫

淋巴结转移是GC最常见的转移方式，EGC淋巴结转移据清扫范围分为 D1、D1+、D2 等，并由不同的胃切除方式确定清扫淋巴结组别。

EGC 淋巴结清扫的适应证：①D1 淋巴结清扫：适用于 cT1aN0 期，但不符合 EMR/ESD 适应证，或 cT1bN0 期分化型且癌灶直径 ≤1.5cm 的 EGC。②D1+ 淋巴结清扫：适用于不符合 D1 淋巴结清扫适应证的 cT1N0 EGC。③D2 淋巴结清扫：适用于术前诊断或术中探查怀疑有淋巴结转移的 cT1 EGC。

对局部 AGC 行 D2 淋巴结清扫已成为东西方共识。淋巴结清扫的范围主要依据胃切除范围来确定，淋巴结清扫范围见表 3-3，同时应至少送检 16 枚以上的淋巴结才能保证准确的分期和预后判断，最好送检 30 枚以上淋巴结。

表 3-3 GC 根治术淋巴结清扫范围

手术方式	D0	D1	D1+	D2
远端胃切除	<D1	No.1、3、4sb、4d、5、6、7	D1+ No.8a、9	D1 + No.8a、9、11p、12a
近端胃切除	<D1	No.1、2、3a、4sa、4sb、7	D1 +No. 8a、9、11p、*No.110	—
全胃切除	<D1	No.1~7	D1+ No.8a、9、11p*No.110	D1 + No.8a、9、11p、11d、12a *No.19、20、110、111

*肿瘤侵及食管

对D2淋巴结清扫范围以外转移风险较高的淋巴结，可考虑选择性进行扩大的淋巴结清扫（D2+、D3）。

D2+手术共识意见：①对肿瘤位于胃小弯侧且直径<4cm的AGC，可不行No.10淋巴结清扫；但对肿瘤位于大弯侧或直径>6cm、术前分期为T3或T4的中上部GC，推荐行No.10淋巴结清扫。②GC侵犯十二指肠时No.13淋巴结被视为区域淋巴结，十二指肠受侵的AGC可考虑行D2+No.13清扫，但此类患者R0切除率较低，建议新辅助治疗后行D2+No.13清扫。③No.14v淋巴结虽未纳入远端GC D2手术范畴，但对有No.6淋巴结转移的远端AGC或术中探查有No.14v淋巴结肿大者，D2+No.14v清扫可改善患者预后。④已有研究证实，预防性No.16淋巴结清扫不能提高远期生存，如行新辅助化疗后行D2+PAND，可提高部分患者预后。⑤EGJ癌淋巴结清扫范围未达成共识。一项日本多中心研究显示，纵隔淋巴结转移与肿瘤侵犯食管长度相关，推荐肿瘤侵犯食管<2cm可不清扫纵隔淋巴结；侵犯食管 2~4cm 需清扫第 No. 19、No. 20、No. 110、No.111淋巴结；食管侵犯≥4cm推荐经右胸入路并清扫中、下纵隔淋巴结。

4 消化道重建

不同胃切除方式，消化道重建方式不同。在不影响手术根治性前提下，需考虑消化道重建的安全性及对消化道生理功能的影响。对恶性程度较低、病期偏早的AGC，在保证消化道连续性同时，兼顾其生理功能；对恶性程度较高、病期偏晚或复发概率较大者，重建方式宜简不宜繁。目前GC常见的重建方式见表3-4。

表3-4 AGC术后消化道重建方式

手术方式	分类
远端胃切除	Billroth Ⅰ式
	Billroth Ⅱ式
	Billroth Ⅱ式+Braun吻合
	残胃空肠Roux-en-Y吻合
	残胃空肠Uncut Roux-en-Y吻合
近端胃切除	食管残胃吻合
	双通路吻合
	空肠间置法
全胃切除	Roux-en-Y吻合
	空肠间置代胃术

远端胃切除重建方式：Billroth Ⅰ式操作简便，符合生理途径；Billroth Ⅱ式吻合更为常见，尤其适用于肿瘤已侵犯幽门及十二指肠者，由于其改变了正常解剖生理状态，反流性胃炎、倾倒综合征等并发症发生率高，可加行Braun吻合以减少胆汁、胰液反流。Roux-en-Y吻合具备Billroth Ⅱ式吻合的优点，可有效减轻反流，但需离断空肠，有发生Roux滞留综合征的

可能。Uncut Roux-en-Y 吻合无需离断空肠，保留了输入袢蠕动的连续性，可减少滞留综合征、胆汁返流等不适，目前受到越来越多关注，需注意术后阻断肠管有再通的可能。

全胃切除术后重建方式：Roux-en-Y 法是首选吻合方法，手术操作简便，反流性食管炎发生率低。由于食物不经过十二指肠，不能直接刺激消化液的分泌，对食物的消化吸收有影响。空肠间置代胃术弥补了 Roux-en-Y 吻合的不足，但操作复杂，手术风险高，且对生活质量的改善存在争议，需更多临床研究提供证据支持，建议在有经验的医院开展。

近端胃切除术后重建方式：食管残胃吻合是最常用的吻合方式，操作简便，吻合口少，术后短期并发症发生率低，但食管反流常见。改良管状胃-食管吻合，食管反流的概率明显下降，是较为理想的食管残胃吻合方式。食管胃吻合双肌瓣成形术（Kamikawa 法），利用食管与残胃之间的压力差起到单向阀作用，具有良好的抗反流效果，但操作较复杂，有增加吻合口狭窄发生的可能，仍需更多临床研究验证。空肠间置术具有较好抗反流机制，但手术操作复杂，术后吻合口瘘、出血、梗阻等风险增加。双通路吻合是在食管空肠 Roux-en-Y 吻合后将残胃与空肠行侧侧吻合，由于保留了幽门及大部分远端胃，可增加术后进食量，减少远期营养不良和贫血发生。该术式可在腹腔镜辅助或全腹腔镜下完成。但操作复杂，会增加吻合口相关并发症，建议在有经验的医院开展。

5 腹腔镜及机器人手术

5.1 腹腔镜手术

近年来腹腔镜辅助胃切除术发展迅速，日、韩已将腹腔镜远端 GC 根治术作为 I 期 GC 的常规术式。对于 AGC，腹腔镜技术仍存一定争议。我国多中心临床研究 CLASS01 提示 AGC 行腹腔镜下远端胃大部切除联合 D2 淋巴结清扫具有并发症率低、术后恢复快、疼痛减轻等优点，远期疗效不劣于传统开腹手术。因此，对适合远端胃大部切除的 AGC，腹腔镜手术可选择在有经验的大型医院开展；而对腹腔镜近端胃切除、腹腔镜全胃切除以及新辅助化疗后的腹腔镜手术目前缺乏高级别证据，应进行探索性临床研究。

腹腔镜 GC 根治术应遵循传统开腹手术相同的肿瘤根治原则：肿瘤及周围组织的整块切除；肿瘤操作的非接触原则；足够的切缘；彻底的淋巴结清扫。结合我国国情，对于 AGC 的腹腔镜手术适应证和禁忌证如下：

手术适应证：①GC 探查及分期；②GC 术前分期为 I 、II 期；③晚期 GC 短路手术。

可作为临床探索性手术适应证：①术前评估ⅢA期以上或T4a并可达到D2根治术；②晚期GC姑息切除术。

手术禁忌证：①肿瘤广泛浸润周围组织；②GC急诊手术（如上消化道大出血）；③有严重心、肺、肝、肾疾病；④凝血功能障碍；⑤妊娠期；⑥不能耐受CO_2气腹。

5.2 机器人手术

机器人手术仍处于起步阶段，操作流程尚未规范统一，远期疗效未经大样本前瞻性随机对照研究证实。因此对机器人GC手术应持谨慎态度，推荐在有经验的大型医院规范化开展。机器人手术的适应证：①Ⅰ、Ⅱ期GC；②机器人手术经验丰富的大型医院，可探索开展ⅢA期患者。禁忌证同腹腔镜手术。

6 功能保留手术

EGC功能保留手术，首先考虑肿瘤根治性，兼顾术后胃功能和生活质量。功能保留胃切除术需满足3个要求：①减少胃切除范围；②保留幽门；③保留迷走神经。术式包括：保留幽门胃切除术、近端胃切除术及胃节段切除或局部切除。

6.1 保留幽门胃切除术

保留幽门的胃切除术（pylorus-preserving gastrectomy，PPG）是保留胃贲门和幽门、切除中段胃的术式，尽可能保留胃功能，改善生活质量。PPG适于胃中部1/3且肿瘤远端距幽门管 >4cm 的 EGC（cT1N0）或胃良性疾病，应遵循EGC病灶的切缘要求及淋巴结清扫范围。基于对淋巴结转移的精准评估，No.6淋巴结亚分类为 No. 6a、No. 6i 及 No. 6v。研究表明，对于胃中部EGC行PPG时不需清扫 No. 6i 淋巴结，从而缩小手术范围。中段EGC的腹腔镜下PPG（LPPG），其安全性和长期疗效非劣于腹腔镜胃远端切除术，但尚缺乏大规模前瞻性研究。推荐LPPG应在经验丰富的医院开展。

6.2 其他功能保留性胃切除手术

节段胃切除、局部切除等胃功能保留手术多见于个案报道，其手术安全性、长期疗效仍待进一步探究，本指南不作推荐。

7 非根治手术治疗

7.1 姑息手术

姑息手术指因疾病导致梗阻、出血和穿孔等严重并发症进行的非根治性手术，旨在缓解症状和改善生活质量。无法行根治术者可行姑息性胃切除术或胃肠吻合等短路手术以缓解症状；无法耐受手术者，可行内镜下支架置入、经空肠造口或经鼻留置空肠营养管。

7.2 减量手术

减量手术指有非治愈因素（如不能切除的肝转移和腹膜转移等），但无严重并发症所行的非根治性胃切除术，以减少肿瘤负荷、延迟症状出现和延长生存时间。减量手术改善预后的临床证据并不充分，药物治疗仍是目前Ⅳ期GC的标准疗法；对存在单一非治愈因素的GC，可考虑R0或R1手术。

8 Ⅳ期GC转化治疗与外科干预

既往对于晚期GC的治疗大多为姑息化疗或姑息手术。随着转化治疗（Conversion Therapy）获益增加，治疗策略已发生根本改变，转化治疗旨在对难以实行R0手术的晚期病例，通过积极有效的化疗、放疗、分子靶向或免疫治疗等整合疗法，在原发灶降期且转移灶受控，再施行R0手术，以提高生存率。转化治疗包括筛选获益人群、制定转化治疗方案、疗效评价和确定转化手术时机等。鉴于转化治疗的复杂性及疗效不确定性，多学科整合诊疗（MDT to HIM）应贯穿全程，根据疗效不断调整方案，有助于实现Ⅳ期GC转化治疗的个体化和获益最大化。

8.1 Ⅳ期GC术前分型

Yoshida分型根据晚期GC是否可行转化治疗进行

临床分类（图3-1）。

Ⅰ型（潜在可切除，适合转化）：存在单发肝转移灶、局限性腹主动脉旁淋巴结（16a1、16b2）转移或腹腔内游离癌细胞阳性（CY1）。对此类病例，应先予新辅助或转化治疗，争取行胃原发灶与转移灶的R0切除术。

Ⅱ型（临界可切除，转化率较高）：存在两个或更多肝转移灶或转移灶直径>5cm，或伴远处转移。应视为转化治疗的重要对象，待肿瘤达到CR或PR后，行胃原发灶与转移灶的R0切除术。

Ⅲ型（潜在不可切除，可尝试转化）：有局限性腹膜种植，但无其他脏器转移者。治疗包括全身化疗、分子靶向治疗或可联合腹腔内化疗，达到CR、PR或腹腔内游离癌细胞转阴者，则仍能施行R0手术、肿瘤细胞减灭术或减量手术。

Ⅳ型（不可治愈，转化率低）：弥漫性腹膜转移并有其他脏器转移，仅极少数对转化治疗敏感，大部分难R0切除，可视情给予姑息性化疗或最佳支持治疗。

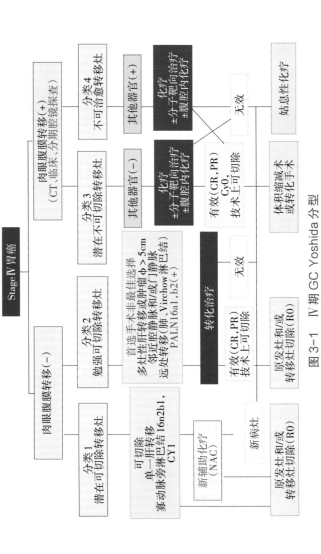

图 3-1 IV 期 GC Yoshida 分型

8.2 腹膜转移的转化治疗

Ⅳ期 GC 腹膜转移预后极差，中位生存期约 6 个月。转化治疗通过化疗和区域性治疗等，使原发灶降期、腹膜转移灶获控，争取施行 R0 手术，提高生存率。

（1）转化治疗策略

P0CY1 患者，采用腹腔内与全身性联合新辅助化疗（Neoadjuvant Intraperitoneal-systemic Chemotherapy，NIPS）或腹腔热灌注化疗（Hyperthermic Intraperitoneal Chemotherapy，HIPEC）方案进行治疗，在 CY1 转阴后行 R0 手术，转化治疗效果最好，可明显延长生存期，中位生存期达 47.5 个月。

P1CY0/1、腹腔镜探查 PCI≤12 患者，积极采用 NIPS；治疗后 PCI<6 者，切除原发灶并行肿瘤细胞减灭术（Cytoreductive Surgery，CRS）联合 HIPEC；对转化治疗后进展者，采用姑息性化疗或给予最佳支持治疗。腹腔镜探查 PCI>12 者，转化治疗效果有限，应在 MDT to HIM 基础上采取整合治疗方案，如姑息性化疗或最佳支持治疗等，仅对原发灶出血、穿孔、梗阻时，考虑姑息手术。

（2）治疗方案

紫杉醇为主的三药化疗是Ⅳ期 GC 转化治疗的基础。紫杉醇腹腔灌注和静脉化疗联合 S-1 口服，可有效延长腹膜转移GC中位生存期至17.7个月，对合并腹水者效果尤著，亦可选择其他以紫杉醇为主的三药静脉化疗。

众多研究报道，静脉系统化疗结合腹腔灌注（IP）或HIPEC等局部治疗，在肿瘤充分受控下再行辅助手术治疗，生存明显获益。

8.3　腹膜转移高危病例的预防性治疗

超过50%的T3、T4期GC在根治术后发生腹膜转移。T3-T4期、N+、淋巴结外浸润、Borrmarnn 3/4型、Lauren分型弥漫型、印戒细胞癌等是腹膜转移的高危因素。预防腹膜转移复发，除围术期化疗外，区域性化疗是较为有效的措施。对高危者，特别是CY1，D2术中或/和术后早期进行预防性区域治疗，可降低腹膜转移复发率。主要是IP和HIPEC，用药物兼顾敏感性及本身特性，如大分子量药物、缓释药物、生物制剂等；剂量可据年龄、身体状况、药物耐受性和骨髓增生能力适当调整。常用药物有紫杉类、铂类、氟尿嘧啶类和蒽环类（表柔比星）等，可合用铜绿假单胞菌、红色诺卡氏菌细胞壁骨架等生物制剂，腹腔灌注并同步皮下注射疗效更佳。预防性HIPEC应于术中或术后48小时内进行，于一周内完成，不超过2次，每次3000毫升43℃生理盐水加化疗药物，持续灌注90分钟。但预防性HIPEC疗效仍有待进一步临床验证。

8.4 肝转移的治疗策略

GC肝转移（Liver Metastasis from Gastric Cancer, LMGC），多同时累及肝左、右叶，呈多灶性分布，常伴腹膜和淋巴结转移或毗邻脏器浸润；多数LMGC应视为全身性疾病，有条件建议PET-CT检查，明确全身转移情况，诊断性腹腔镜探查联合腹腔灌洗液细胞学检查，有助发现隐匿性腹膜转移和部分肝转移。

（1）治疗策略：肝转移灶切除后肝内复发率高，建议术前给予系统化疗，使胃原发灶降期或肝转移灶受控。选用紫杉醇为主的三药静脉化疗方案，亦可经肝动脉灌注化疗、射频消融或肝动脉栓塞等多途径整合治疗，提高原发灶和转移灶R0切除率。R0切除是延长LMGC生存的最佳方法，术后应继续予以全身性治疗。

（2）手术适应证：只有具备R0切除条件时才推荐手术治疗：①GC同时性肝转移，无腹膜或其他远处转移等非治愈因素；②GC异时性肝转移，无其他部位转移复发；③肝转移灶切除后可保留足够肝功能；④肝内转移灶≤3处，最大病灶≤4cm，局限于一侧肝叶且未累及大血管。

8.5 腹主动脉旁淋巴结转移

腹主动脉旁淋巴结转移（Para-aortic lymph node metastasis，PALN）包括No.16a2、b1，转移发生率为

14%~32%，不推荐直接腹主动脉旁淋巴结清扫（PAND），只在转化治疗后方能显著增加R0切除率和疗效。

（1）治疗策略：当PALN转移不伴其他非治愈性因素时，采取化疗和手术为主的转化治疗，并需全程MDT to HIM讨论。

（2）治疗方案：可据病情采取术前两药SOX（S-1+奥沙利铂）或三药DCS（多西他赛+顺铂+S-1）方案。如治疗有效，对仅局限于No.16a2、b1的PALN转移、不伴腹膜或肝脏等远处转移病例，行根治性D2+PAND可使生存获益，但要求术者具有丰富的D2扩大淋巴结清扫经验。

9 残胃癌外科治疗

9.1 残胃癌的定义

残胃癌（gastric stump cancer，GSC）指胃术后残胃发生的新发癌。较公认的定义：胃良性病变术后5年以上和胃恶性病变术后10年以上，在残胃发生的癌。GSC发生率，远端胃切除术后为1.0%~5.0%，近端胃切除术后为6.3%，保留幽门胃切除术后为2.7%。其中男性占多数。根治术后5年存活率为22.0%~54.0%，早期GSC为82.5%~100.0%，进展期GSC为26.0%~34.1%。影响预后的主要因素包括：肿瘤组织学类型、浸润深度、胃周淋巴结转移、是否根治性切除等。

9.2 残胃的淋巴引流及淋巴结转移规律

术后形成的侧支淋巴循环路径，改变了胃原有的淋巴引流途径。残胃淋巴流向以胃左动脉、脾动脉、左膈下动脉为主。Billroth Ⅰ式经十二指肠壁内引流至周围淋巴结，Billroth Ⅱ式经空肠引流至空肠系膜根部淋巴结。因此，GSC淋巴结转移特点如下：①脾动脉、脾门淋巴结转移；②No.16淋巴结转移；③肠系膜根部淋巴结转移；④纵隔内淋巴结转移。初次良性疾病的GSC，第1站淋巴结No.1-4转移率较高；初次恶性疾病的GSC，通常是第2站以上的淋巴结转移率高于第1站，如No.10、No.11、肠系膜根部淋巴结及No.16a2、b1。

9.3 残胃癌的外科治疗及要点

早期GSC不伴淋巴结转移可行ESD，其标准参照原发EGC。进展期GSC应行残胃全切除、联合切除受侵脏器，同时清扫首次手术未予清扫的区域淋巴结。Billroth Ⅱ式吻合口附近的空肠系膜根部淋巴结转移率较高，应予重点清扫。对进展期GSC不能R0切除者，先行新辅助放化疗，再行手术，标准同原发AGC。对不可切除AGC但有症状者，可行姑息性切除、短路手术，或支架置入、空肠营养管置入等。对不可切除

AGC的无症状者，可经MDT to HIM讨论，行全身药物治疗为主的整合治疗。

由于组织愈合、纤维瘢痕修复缘故，残胃与周围组织如肝脏、胰腺、结肠及膈肌等粘连是GSC手术的难点，D2淋巴结清扫后解剖学层次消失，使GSC系统性淋巴结清扫更为困难。此外，远端胃切除Billroth Ⅰ式重建时十二指肠断端长度及与胰腺粘连、近端胃切除后食管-胃吻合部位的粘连极大增加了手术风险。由于粘连与癌浸润区别困难，为保证R0切除率，术前应更精细地检查、研判，制定合理预案。术中冰冻病理学检查有助于诊断。

10 食管胃结合部癌外科治疗

10.1 AEG定义及分型

食管胃结合部腺癌（adenocarcinoma of esophago-gastric junction，AEG）指肿瘤中心位于解剖学上EGJ上、下5cm范围内的腺癌，并跨越或接触EGJ。解剖学上EGJ是指管状食管变为囊状胃的部位，即食管末端和胃的起始，相当于希氏角或食管括约肌下缘，与组织学上的鳞柱交界不一定一致。AEG分型多采用Siewert分型，其具体分期在第8版AJCC/UICC的TNM分期中做出了统一规定。

10.2 AEG外科治疗

据不同Siewert分型（下称Ⅰ、Ⅱ、Ⅲ型），AEG外科治疗相关难点问题包括：手术路径、切除范围、消化道重建方式、切缘安全距离和淋巴结清扫范围等。

手术可选择的路径包括经右胸单切口、上腹右胸两切口、左胸腹联合切口及经腹膈肌食管裂孔路径。Ⅰ型：优先选择右胸路径，因其纵隔淋巴结转移率相对较高，经胸路径在纵隔淋巴结清扫方面具一定优势；Ⅱ型：手术路径目前尚存争议，建议食管受累距离小于3cm者，首选经腹膈肌食管裂孔路径，≥3cm者选择经右胸路径；Ⅲ型：优先选择经腹膈肌食管裂孔路径。

根治性切除范围及消化道重建方式选择应结合肿瘤大小、部位等整合判断：Ⅰ型首选经胸食管切除加近端胃大部分切除，也适用于部分Ⅱ型；Ⅱ、Ⅲ型中长径>4cm建议行全胃切除术；而≤4cm可行经腹近端胃大部切除术。如肿瘤直接侵犯周围器官，可行根治性联合脏器切除。消化道重建方式与切除范围相关，全胃切除术后，建议Roux-en-Y吻合；近端胃切除术后，建议食管残胃吻合或双通道吻合。食管切缘与食管胃结合部肿瘤上缘的距离，目前没有确定性界定。Ⅰ型和食管受累≥3cm的Ⅱ型，食管切缘距离建议≥5cm；Ⅲ型和食管受累<3cm的Ⅱ型，食管切缘距离

推荐 ≥2cm，并建议术中快速冰冻切片证实切缘阴性；术中冰冻病理检查对保证食管切缘和胃切缘的肿瘤学安全性有重要价值，特别是局部病期偏晚者。

依据不同 Siewert 分型，淋巴结清扫规范为：Ⅰ型参照食管癌；Ⅲ型参照 GC；Ⅱ型尚存争议。胸部淋巴结清扫规范：Ⅰ型参照中下段食管癌，行彻底上、中、下纵隔淋巴结清扫；Ⅱ型应清扫下纵隔淋巴结；Ⅲ型应行下段食管旁淋巴结（No.19、20）清扫。腹部淋巴结清扫规范：Ⅰ型腹区淋巴结清扫包括 No.1、2、3a、7、19、20；Ⅱ、Ⅲ型需行 D2 淋巴结清扫，若 cT1N0 且肿瘤长径＜4cm，可考虑选择行 D1/D1+淋巴结清扫。

胸腹腔镜联合根治术可在Ⅰ、Ⅱ型中选择性开展，腹腔镜 AEG 切除尚乏高质量临床研究证据支持，建议在经验丰富的医院基于临床研究开展。

11 外科治疗并发症

11.1 吻合口相关并发症

吻合口相关并发症严重影响术后康复和疗效，可导致非计划再次手术或病人死亡。临床上发生率 1.2%~14.6%，主要有吻合口出血、狭窄和吻合口漏等。

（1）吻合口出血

吻合口出血发生率为 0.2%~2.0%，多发生在术后

12~24h内，预防措施应选择肠管对侧系膜处吻合，适当裸化周围组织，避免网膜或脂肪组织嵌入吻合口，同时合理选择吻合器及钉仓，必要时对吻合口缝合加固，加强止血效果；术中若怀疑吻合口出血，可行术中胃镜检查明确出血。

治疗措施包括内科保守治疗，积极扩容、抗休克，口服或经胃管灌注含去甲肾上腺素的冰盐水，注射生长抑素及凝血酶等；同时积极行急诊胃镜检查明确诊断及内镜下止血。出血量大、内科治疗效果不理想时，应果断再次手术探查止血。对一般情况差，预估二次手术风险较大的病人，可选择介入治疗。

（2）吻合口漏

发生率为0.5%~14.6%，以高位食管空肠吻合口漏更多，多发生在术后7~10天。引流管流出肠内容物或唾液，或口服美蓝从引流管流出，或上消化道泛影葡胺造影见造影剂外漏时，可确诊，另外CT平扫可发现吻合口周围区域有液性暗区。预防措施包括：术前积极纠正贫血、低蛋白血症，控制血糖、停用糖皮质激素等；改善局部组织条件，新辅助治疗后选择合适手术时机（间隔3~6周为宜），幽门梗阻患者可在术前留置胃管减压，并用浓盐水洗胃减轻水肿；避免过度游离或裸化肠管，免致吻合口缺血；吻合时保证吻合口呈无张力状态，必要时可缝合加固吻合口并放置引流管。治疗原则包括充分引流、抗感染、营养支持，以控制感染、促进漏口愈合，必要时行手术干预。

（3）吻合口狭窄

吻合口狭窄常见于食管空肠吻合和 Billroth Ⅰ式吻合，可行造影或胃镜检查确诊并评估狭窄部位和程度。预防性措施包括：术前改善食管或肠道组织条件，据肠管大小选择合适吻合器，吻合时避免组织挤压过度或黏膜对合不齐，术中保证吻合口无张力、无血运障碍，吻合后探查吻合口是否通畅。术后4周进固体饮食，通过食物的机械性作用扩张吻合口。治疗措施包括：根据吻合口狭窄的病因及程度予以治疗，炎性水肿性狭窄予以禁食，加强营养支持等措施减轻水肿；瘢痕性狭窄可行内镜下球囊扩张术或狭窄瘢痕内镜下切开术或支架植入术，必要时手术治疗。

11.2 十二指肠残端瘘

发生率为1%~4%，病死率达10%左右，常致严重腹腔内感染、休克等致命性并发症。一般于术后2~7天出现，腹腔引流管内、右上腹部腹腔穿刺或切口处有胆汁样或浑浊脓性引流液引出，腹部超声或腹部CT发现右上腹部腹腔积液，上消化道造影检查可见造影剂从十二指肠残端漏出。预防应重视术前准备，纠正营养不良，消除局部炎性水肿等不利于组织愈合的因素，选择质量可靠、稳定的器械并严守操作规范，尽量荷包缝合包埋加固残端，Billroth Ⅱ 式可联合 Braun 吻合，降低输入襻压力。

11.3　胰瘘

GC 根治术中，处理十二指肠断端、分离胰腺被膜、胃后壁与胰腺的粘连及清扫胰腺附近淋巴结时，可能损伤胰腺实质甚至胰管，导致术后胰瘘发生。近年，GC 根治术后胰瘘发生率为 20.7%，联合脾、胰切除者发生率更高。术后第 3 天或以后，腹腔引流液中淀粉酶浓度超过血清淀粉酶正常上限 3 倍者，可诊断为胰瘘，并分为无胰瘘、BL 级、B 级和 C 级。术后连续监测引流液胰酶浓度是早期发现胰瘘简捷有效方法。BL 级胰瘘应维持常规术后治疗，保持引流管通畅，多数在术后 5 天左右腹腔引流液淀粉酶可降至血清浓度的 3 倍以下，一般不影响术后恢复。B 和 C 级胰瘘应首先确保腹腔引流通畅，同时禁食和胃肠减压，并用抑制胰腺分泌药物、抗生素、营养支持治疗，维持水电解质和酸碱平衡；对引流不佳、胰周积液明显者，应采取介入经皮引流，甚至再次手术。

11.4　胃排空延迟（胃瘫）

术后胃排空延迟是一种胃动力紊乱综合征，发生可能与胃的去神经支配有关。诊断标准包括：无流出道机械性梗阻，胃引流量超过 800mL/d 且持续超过 10 天，无明显水电解质平衡紊乱，无引起胃瘫的基础疾病（糖尿病、甲状腺功能减退、结缔组织疾病等），未应用影响平滑肌收缩的药物。胃镜及影像学检查（造影）等可辅助诊断。治疗包括禁食、胃肠减压等，同时给予营养支持、维持水电解质酸碱平衡，如伴有其他疾患，如糖尿病、甲状腺功能减退等，应同时予以治疗，药物治疗主要采用促胃肠动力药物，可用胃镜刺激并置入空肠营养管及针灸等手段促进胃肠动力；绝大部分经保守治疗可痊愈。极少部分需手术。

11.5 术后肠梗阻

发生率可达11.7%~38.5%。常因腹腔胃肠道粘连，以及手术操作及重建方式造成输入襻过长、肠扭转、内疝、肠套叠形成，此外电解质紊乱、腹膜炎性反应也可致麻痹性肠梗阻。预防措施包括：手术创面彻底止血、关闭肠系膜裂孔、避免肠扭转及引流管压迫肠管；术后鼓励患者早期下床活动促进胃肠功能恢复；腹腔镜手术、保留网膜、合理选择消化道重建方式可降低肠粘连梗阻发生率。术后肠梗阻，大多可经保守治疗好转，对反复发作的粘连性肠梗阻、存在或有肠绞窄趋势应积极手术。因内疝形成易致闭襻性肠梗阻，诊断确立应立即手术。

11.6 术后胆囊并发症

根治性胃切除术后易造成胆囊结石、胆汁淤积和胆囊炎发生。对术前合并胆囊结石或胆泥，或既往有胆囊相关症状的GC患者，建议行预防性胆囊切除。

胆囊并发症可出现发热、右上腹痛、白细胞升高，甚至腹膜刺激征等。用超声、CT等影像学检查可排除吻合口漏等其他并发症，若高度怀疑术后急性胆囊炎，应及早行外科干预或胆囊穿刺造瘘术，但不强求胆囊切除术。

11.7 淋巴漏（乳糜漏）

术中损伤淋巴管可致淋巴漏，D2根治术后发生率为0.3%~0.4%，D2+术式发生率可达3.9%。多表现为术后出现与饮食相关的腹腔引流量增多，引流液呈碱性，总蛋白>32g/L、总脂>33g/L，或腹腔引流液涂片苏丹Ⅲ染色发现大量脂肪微球即可确诊。预防措施包括：术前纠正贫血和低蛋白血症，合理选择术式，清扫淋巴结时应仔细封闭、结扎淋巴管，尤其是乳糜池及其周围的淋巴管网。对术后可能发生淋巴漏的高危病例，不宜早期进行肠内营养，以避免淋巴漏。此外，术中清除No.7、No.8a、No.12a时更易发生淋巴漏，在清除淋巴结后应仔细观察有无白色液渗出，如有则建议及时缝扎。治疗措施包括：以保守治疗为主，合理营养支持是治疗关键，给予禁食或低脂饮食，应用生长抑素，存在感染应早用抗生素，少数顽固性淋巴漏需手术探查处理。

第三节 胃癌的药物治疗

GC的药物治疗分为辅助、新辅助、转化（见第三章第二节8）和晚期治疗，包括化疗、靶向治疗、免疫治疗。

1 辅助治疗

辅助化疗适于D2根治术后病理分期为Ⅱ期及Ⅲ期者。方案推荐氟尿嘧啶类药物联合铂类的两药联合方案（见表3-5）。对体力状况差、高龄、不耐受联合方案者，采用口服氟尿嘧啶类单药化疗。联合化疗在6个月内完成，单药化疗不宜超过1年。对手术未能达到D2淋巴结清扫或R0切除者（非远处转移因素），推荐术后放化疗或多学科整合诊疗（MDT to HIM）讨论决定治疗方案。

表3-5 术后辅助化疗适应证及推荐方案

分层	优先推荐	一般推荐
Ⅱ期： pT1N2–3aM0 pT2N1–2M0 pT3N0–1M0 pT4aN0M0 D2、R0切除	XELOX S-1单药	XP SOX FLOFOX

分层	优先推荐	一般推荐
Ⅱ期： pT1N3bM0 pT2N3M0 pT3N2~3M0 pT4aN1~3M0 pT4bN0~3M0 D2、R0切除	XELOX SOX	DS序贯S-1 FOLFOX
pT2~4NanyM0，R0切除；未达到D2	术后放化疗：DT45~50.4Gy（同期氟尿嘧啶类）	MDT讨论后续治疗方案
pT2~4NanyM0 R1、R2切除	术后放化疗：DT45~50.4Gy（同期氟尿嘧啶类）	MDT讨论后续治疗方案

注：辅助化疗始于术后体力状况基本恢复，一般在术后4周。特别注意术后进食需恢复，围术期并发症需缓解。辅助化疗期间需规范合理进行剂量调整，密切观察营养及体力状况，务必保持体重，维持机体免疫功能。联合化疗不耐受时可减量或调整为单药，尽量保证治疗周期。

Ⅰa期GC术后不推荐辅助化疗，对Ⅰb期术后是否需要辅助化疗，尚无充分证据，但淋巴结阳性（pT1N1M0）可考虑辅助化疗，对pT2N0M0，年轻（<40岁）、组织学为低分化、有神经束或血管、淋巴管浸润因素者进行辅助化疗，有可能减少复发，多采用单药。

Ⅱ期GC，推荐方案为S-1单药（口服至术后1年），或卡培他滨联合奥沙利铂，其他氟尿嘧啶类药物联合铂类的两药联合方案也可考虑。RESOLVE研究显示，对cT4a/N+M0或cT4b/N×M0局部AGC，D2根治术后8周期的SOX辅助化疗方案非劣于XELOX方案。JACCORGC-07显示，术后6周期多西他赛联合S-1后继续口服S-1单药方案（DS序贯S-1）较S-1单药进一步改善Ⅲ期AGC生存。观察性研究提示Ⅱ期接受单药与联合化疗生存受益相仿，但Ⅲ期从联合治疗中获益更明显。同时需结合身体状况、年龄、基础疾病、病理类型整合考虑，选择单药口服或联合化疗。

对D2术后淋巴结阳性GC，术后化疗联合放疗未进一步改善生存。对手术未能达到D2或R0切除者（非远处转移因素），推荐术后放化疗或MDT to HIM。

其他辅助用药，胸腺法新可诱导T细胞成熟分化，刺激外周血多种细胞因子产生，增强机体免疫，对放化疗可能有一定增敏作用。也有研究推荐使用某些生物制剂如红色诺卡氏菌细胞壁骨架皮下注射，促进机体免疫，配合系统用药。

2 新辅助治疗

对明确无远处转移的局部AEG（cT3-4a、N+），推荐新辅助化疗（见表3-6）。方案包括氟尿嘧啶类联合铂类或多西他赛的两药联合方案，多西他赛、奥沙利铂、氟尿嘧啶三药联合方案（FLOT方案）。对AEG，推荐新辅助放化疗。对cT4bNanyM0，Ⅳa期，建议多学科整合诊治（MDT to HIM）讨论个体化治疗方案。

表3-6 新辅助治疗适应证及推荐方案

分层	优先推荐	一般推荐
非食管胃结合部癌[a]：cT3-4aN+M0, cⅢ期	SOX	DOS FLOT4 XELOX FOLFOX NabP- Fox
食管胃结合部癌[b]：cT3- 4aN+M0, cⅢ期	新辅助放化疗：DT 45~ 50.4Gy（同期氟尿嘧啶类、铂类或紫杉类）	XELOX FOLFOX SOX FLOT4 DOS 新辅助放疗(不能耐受化疗者)
cT4bNanyM0, cⅣA期（无不可切除因素）	MDT 讨论个体化治疗方案	新辅助放化疗 SOX DOS 参加临床试验

注：GC新辅助化疗周期数尚无定论，时限一般不超过3个月。对无远处转移的局部AGC，T3N1一般需要6~8周术前辅助化疗，最好不超过2个月；对T3N2或T4，时限应适当延长。新辅助化疗后应及时评估疗效，可采用内镜、EUS、CT，必要时可用PET-CT等检查，并关注不良反应，避免增加手术并发症。

a. 基于RESOLVE研究，将3周期SOX新辅助化疗，术后5周期SOX联合3周期S-1单药方案推荐为GC的围术期治疗方案。韩国开展的PRODIGY研究结果显示，DOS方案也可作为GC术前化疗的推荐方案。欧洲Ⅲ期FLOT4-AIO结果显示，对比ECF/ECX方案，FLOT方案进一步改善3年的OS和DFS，有更好的病理缓解率和R0切除率。此外，GC术前化疗推荐方案还包括：奥沙利铂联合卡培他滨（XELOX），奥沙利铂联合氟尿嘧啶（FOLFOX），白蛋白紫杉醇+奥沙利铂+氟尿嘧啶，顺铂联合S-1（SP），奥沙利铂联合S-1（SOX）等。

b. Ⅲ期AEG推荐术前放化疗联合D2手术的治疗模式。对局部进展期，推荐术前放化疗的临床研究。国际多中心TOPGEAR研究、荷兰CRITICS-II研究和中山大学5010多中心研究，目前均在对GC术前放化疗展开探索。

靶向及免疫治疗在新辅助治疗中的应用均处于临床研究阶段，尚乏高级别临床研究证据支持，目前均不推荐作为围术期治疗选择。HER2阳性GC预后较差，但HER2阳性围术期治疗有效率更高。局部AGC接受化疗联合曲妥珠单抗治疗，可获较好pCR。围术期FLOT联合HER2双靶药物曲妥珠单抗和帕妥珠单抗，对比FLOT可显著提高HER2阳性的可切除AEG的pCR率，增加淋巴结阴性（ypN0）比例。有望提高DFS和OS。术前新辅助免疫治疗在胃肠肿瘤中安全性好，可有效诱导pCR，甚至可达CR。但尚乏充足证据，需临床试验验证。

3 晚期治疗

3.1 晚期一线治疗

晚期一线治疗适用于不可切除或合并远处转移，未接受系统性治疗的GC（见表3-7）。晚期HER-2阳性GC一线使用曲妥珠单抗联合化疗方案；推荐PD-L1综合阳性评分（CPS）≥5分一线使用化疗联合PD-1抑制剂免疫治疗；无相关分子标志物的GC一线使用氟尿嘧啶类药物联合铂类和/或紫杉醇类药物方案化疗。

表 3-7　晚期一线治疗适应证及推荐方案

分层	优先推荐	一般推荐
HER-2 阳性[a]	曲妥珠单抗联合化疗	曲妥珠单抗联合帕博利珠单抗联合化疗
PD-L1 CPS 评分≥5[b]	纳武利尤单抗联合 XELOX 纳武利尤单抗联合 FOLFOX	
无相关分子标志物[c]		纳武利尤单抗联合 XELOX 纳武利尤单抗联合 FOLFOX 三药联合方案（DCF，mD-CF）

注：在抗肿瘤治疗基础上，早期 MDT to HIM 联合干预，加强营养、心理支持有助延长生存时间，降低死亡风险。晚期 GC 标准治疗持续时间 4~6 个月，取得疾病控制后定期复查，对接受化疗后长时间控制稳定者可暂停化疗或行维持治疗，并在 MDT to HIM 指导下行局部治疗，如手术、介入、放疗等。

a. 晚期 HER-2 阳性 GC，一线推荐使用曲妥珠单抗联合化疗方案。ToGA 研究证实，在晚期 HER-2 阳性者化疗联合曲妥珠单抗治疗可有效延长生存，尤其对 HER-2（3+）或 HER-2（2+）FISH 阳性者。Ⅲ期研究的初步期中分析显示 HER-2 阳性胃癌患者一线应用曲妥珠单抗联合 XELOX/帕博利珠单抗治疗显著提高客观有效率。

b. 在全人群中，纳武利尤单抗联合化疗对比单纯化疗可显著延长 PFS 和 OS，国人亚组受益更加明显，其中 PD-L1 CPS 评分≥5 分者受益更加明显。PD-L1 检测采用 CPS 评分；PD-L1 在原发灶与转移灶，以及药物治疗前后，存在表达差异，必要时重复检测。

c. 无相关分子标志物的 GC 也可考虑纳武利尤单抗联合化疗对比单纯化疗。同时选择化疗药物，可考虑氟尿嘧啶类药物（5-Fu，卡培他滨，S-1）联合铂类（顺铂、奥沙利铂）治疗可有效延长生存时间，紫杉醇类与氟尿嘧啶类的联合也可有效控制肿瘤进展。相比于顺铂，奥沙利铂有延长生存趋势，且肾毒性、血小板降低等不良反应发生率少。S-1联合奥沙利铂和卡培他滨联合奥沙利铂治疗转移性GC ORR相似，S-1联合奥沙利铂的治疗方案在Lauren分型为弥漫型或混合型的GC中有生存更明显获益。合并腹膜转移者，仍以标准系统性化疗为主，如：SOX、S-1联合紫杉醇，并据腹水是否产生等进行腹腔灌注化疗，可以联合应用红色诺卡氏菌细胞壁骨架等生物制剂增加疗效。

体力状况好，肿瘤负荷大，或远处寡转移的Ⅳ期GC，当存在根治性切除可能时，可进行三药联合方案化疗，可有效提高ORR，延长DFS和OS，并已在国人中得到验证，但不良反应发生率也相应增加。对老年、体弱者可减少化疗药剂量至原剂量60%并不影响OS，减量后的两药治疗方案仍优于单药治疗。

3.2　晚期二线及后线治疗

晚期二线及后线治疗适用于初始化疗后出现疾病进展者（见表3-8）。对HER-2阳性者不推荐常规续用抗HER-2治疗，建议再活检明确HER2状态、微卫星不稳定者可用PD-1抑制剂治疗；无相关分子标志物阳性者可行二线化疗，联合抗血管生成药物；后线治疗可试用阿帕替尼、TAS-102以及免疫检查点抑制剂治疗。GC异质性强，推荐患者积极参加临床研究。

表 3-8　晚期二线及后线治疗治疗适应证及推荐方案

治疗方式	分层	优先推荐	一般推荐
晚期二线治疗	HER-2 阳性[a]	曲妥珠单抗联合化疗（如既往未应用曲妥珠单抗）	参加临床试验
	微卫星不稳定/错配修复蛋白缺失	PD-1 抑制剂	
	无相关分子标志物	雷莫芦单抗联合紫杉醇	单药紫杉醇/单药白蛋白紫杉醇/单药伊立替康化疗
三线及后线治疗	HER-2 表达阳性	维迪西妥单抗	参加临床试验
	无相关分子标志物	纳武利尤单抗 TAS102 阿帕替尼	

注：a. 既往接受抗 HER2 治疗的 HER2 阳性 GC，在后线治疗中应根据 HER2 再检测状态决定治疗策略。抗体偶联药物（antibody-drug conjugate，ADC）维迪西妥单抗有望提高后线治疗有效率并延长生存时间，IHC 为 HER2（2+）者亦可能从该类抗 HER2 ADC 类药物中获益。DS8201 同样作为抗 HER2 ADC 类药物在 GC 后线 HER2 表达阳性者中展现较高有效率和生存优势。
b. dMMR/MSI-H 者可用 PD-1 抑制剂治疗。对肿瘤突变负荷（TMB）高、存在转化治疗机会或单药免疫治疗效果欠佳者可用联合免疫治疗，推荐参加临床研究，如联合 CTLA-4 单抗、抗血管生成类药物等。部分 MSI-H 但 TMB 不高者对免疫治疗效果应答不理想，需谨慎使用免疫治疗；部分患者存在微卫星稳定但 TMB-H 现象，对免疫治疗效果较为敏感，应重视相关分

子检测结果，肿瘤进展后尽可能重新核实PD-L1状态。

c. GC二线治疗中，雷莫芦单抗单药对比安慰剂可显著延长OS。雷莫芦单抗联合紫杉醇对比紫杉醇也显示显著生存获益，并在国人中获得验证。其他抗血管生成类药物，如贝伐珠单抗、舒尼替尼、索拉非尼，均未在GC后线治疗中显示确切获益，故临床实践中不推荐常规使用。

d. 一线含铂类方案失败的后续治疗可用伊立替康或紫杉醇、白蛋白紫杉醇、多西他赛单药治疗，白蛋白紫杉醇有效性不劣于紫杉醇，且超敏反应的发生率更低；相比紫杉醇，伊立替康发生3~4级不良反应的风险更高，且存在迟发性腹泻风险，建议在接受伊立替康治疗前完善UGT1A1筛查，对部分患者适当减量。在胃癌末线治疗中可尝试阿帕替尼、TAS-102以及免疫检查点抑制剂治疗。

4 药物治疗并发症

4.1 血液系统并发症

骨髓抑制是化疗最常见的限制性毒副反应，不同化疗药程度不同。最先表现粒细胞下降，出现血小板降低较晚，红细胞下降不明显。通常白细胞$<3.5×10^9$/L，血小板$<80.0×10^9$/L不宜使用骨髓抑制的化疗药物。白细胞$<2.0×10^9$/L或粒细胞$<1.0×10^9$/L，可给予G-CSF或GM-CSF治疗，预防性使用可降低非髓性恶性患者中性粒细胞减少症发生，保证化疗相对剂量强度。当白细胞减少$<1.0×10^9$/L特别是粒细胞$<0.5×10^9$/L持续5天以上，发生严重细菌、霉菌或病毒感染明显增加，可适当用抗菌药物预防感染；一旦出现发热应立即做血培养和药敏，并给予广谱抗生素治疗。血小板$<50.0×10^9$/L，

特别是<20.0×10⁹/L存在出血风险，应给予重组人白介素-11衍生物或重组人血小板生成素治疗，必要时输注血小板。

4.2 消化道并发症

（1）恶心与呕吐

恶心与呕吐是最常见的早期毒性反应，严重呕吐可致脱水、电解质紊乱和体重下降，并增加患者对化疗的恐惧感。呕吐处理是预防发生，止吐药应在化疗前给予。应根据药物致吐性强弱同时结合患者特点制定止吐方案，对中高致吐性药物引起的呕吐，5-HT3受体拮抗剂是最主要的止吐药物，可联合皮质类固醇。疗效不好时，要考虑有无其他引起恶心/呕吐的因素，如肠梗阻，脑转移等。要重视止吐药副作用，如便秘，尤其连续多天给予止吐药，必要时应予通便药物。

（2）消化道黏膜炎

化疗药可损伤增殖活跃的黏膜上皮组织，引起消化道黏膜炎，造成疼痛和进食减少，甚至吞咽困难，消化道出血等。氟尿嘧啶常引起黏膜炎。应保持口腔卫生，用多贝尔氏液或5%碳酸氢钠液漱口；溃疡处可喷撒中药双料喉风散或西瓜霜喷剂，亦可贴溃疡膜。真菌感染可用1∶1000制霉菌素液涂抹患处或漱口。

（3）腹泻

化疗药物也易引起腹泻，以5-FU最为常见，大剂量或连续给药可能引起血性腹泻。治疗可使用蒙脱石散（思密达）或口服洛哌丁胺（易蒙停）；同时应补充电解质，尤其注意补钾。伊立替康引起的腹泻多在用药24小时后出现，中位发生于用药后第5天，平均持续4天，但整个化疗间歇期都可发生。若延迟性腹泻，立即给予洛哌丁胺并补充大量液体，如持续超过48小时，则应预防性口服广谱抗生素，给予肠外支持治疗，并用其他抗腹泻治疗，如奥曲肽。

4.3 皮肤并发症

药物引起的皮肤不良反应有皮疹、手足皮肤反应、干燥、瘙痒、脱发、色素沉着/减退、毛发脱落和甲沟炎/指甲改变等，其中手足皮肤反应最受临床关注：以手掌和足底红斑及感觉异常为主要表现，又称掌跖红斑综合征。预防措施：穿戴宽松鞋袜和手套，鞋子加用软垫以减少摩擦。避免暴露于过热和压力高的环境中。局部经常涂抹保湿润滑乳液。出现水泡和溃疡时应及时请皮肤科医生处理。以手足皮肤增厚为主要表现时，可局部涂抹尿素霜。含激素的软膏局部涂抹对减轻红肿疼痛有帮助。有些研究发现大剂量维生素 B_6 对预防和减轻卡培他滨所致手足皮肤反应有效。

4.4 肝脏并发症

化疗肝毒性主要有三种：①肝细胞功能不全和化学型肝炎；②静脉闭塞性疾病；③慢性肝纤维化。肝功检查除转氨酶增高外，直接和间接胆红素可增高，表现为肝细胞性黄疸或同时伴有肝内梗阻性黄疸，个别严重时表现为中毒性重症肝炎。引起肝毒性的抗瘤药主要有奥沙利铂、伊立替康、紫杉醇和多西紫杉醇等。奥沙利铂主要引起以血管损伤为主的肝脏损伤，发生肝窦阻塞综合征（SOS），伊立替康最常引起的是脂肪性肝炎。

根据临床用药习惯和护肝药物的作用机制，常用护肝药物分为5类：抗炎药物、解毒抗氧化药物、肝细胞膜保护剂、利胆药物、降酶药物。对间歇性静脉使用的化疗药物导致的肝损伤，急性期建议使用1~2种解毒护肝药+抗炎护肝药，待血清生化指标好转，可改为抗炎护肝药+必须磷脂类药物等治疗。

4.5 心脏并发症

引起心脏毒性的抗癌药主要是蒽环类抗癌药，此外，紫杉醇、多烯紫杉醇、5-Fu和曲妥珠单抗亦可引起心肌损害。近期急性心脏毒性反应主要表现窦性心动过速、心律失常、传导阻滞、心电图ST段下降、T波低平，迟发的心毒性反应主要表现为充血性心力衰竭（CHF）。约80%停药或抗心衰治疗后心功能好转。

用以拮抗化疗药心毒性的药物有辅酶Q10、1，6-二磷酸果糖、磷酸肌酸钠、阿米福汀等。急性毒性反应停药及对症处理后常是可逆的，CHF应用洋地黄、利尿剂等可减轻病情，但常不可逆。

4.6　神经系统并发症

引起神经毒性的抗瘤药物有奥沙利铂、顺铂、紫杉醇、多烯紫杉醇、5-Fu等。奥沙利铂引起的外周感觉神经异常，包括急性和累积性。急性表现为肢端和（或）口周感觉异常，偶见可逆性急性咽喉感觉障碍，可因寒冷或接触冷物体而激发或加剧。化疗中，勿进冷食、冷饮，勿接触冷水或其他冷物品。在以后疗程中，将静脉输注时间由2h延长至6h可减轻症状。奥沙利铂的剂量限制毒性为剂量相关性、蓄积性、可逆转的外周神经毒性，主要表现为感觉迟钝和（或）感觉异常，遇冷可诱发或加重，在累积剂量达800mg/m^{2}以上时尤为明显，停止治疗数月后可恢复。

顺铂的神经毒性与用药总量有关。表现耳鸣、耳聋和高频听力减退等。治疗需停止用药，服用阿米福汀。

4.7　化疗药物外渗

外渗是指化疗药物从血管渗入周围组织，或不慎将药物注射到组织中。组织损伤程度取决于药物的类型、浓度以及注射量。

预防外渗需考虑以下因素：①对发疱性药物，在化疗开始前留置PICC导管。②避免使用细小易脆静脉。③避免将导管插入淋巴水肿或神经性无力的肢体中。避免使用靠近肌腱、神经或动脉和静脉，勿用静脉压较高区域的静脉。④给细胞毒药物前，用0.9%氯化钠或5%葡萄糖溶液以自由流速冲洗导管5分钟，给药结束后重复相同步骤。⑤嘱病人有疼痛或不适，立即通知护士，停药处理。

4.8 免疫治疗并发症

应用PD-1抑制剂，可能导致机体某些正常细胞也受到免疫系统攻击产生免疫相关不良反应（irAEs）。irAEs可累及全身所有器官和组织。其中皮肤、结肠、内分泌器官、肝脏和肺毒性更常见，神经系统和心血管系统毒性较罕见。治疗上糖皮质激素敏感，临床应根据毒性严重程度判断是否使用。如无效可考虑其他免疫抑制剂，如TNF-α抑制剂英夫利西单抗等。超进展是一种由免疫治疗导致的进展模式，表现为治疗后短期内肿瘤爆发式生长，预后差。其预测标志物和潜在机制尚在研究中。

第四节 放疗

作为MDT to HIM手段之一，放疗发挥着重要作用。术后放疗在＜D2手术清扫范围的局部晚期GC中的价值已明确，但随D2手术推广及ARTIST-Ⅱ研究结论公开，GC D2术后放疗的价值逐渐被质疑。对局部晚期GC或AEG患者，国内外多项Ⅱ/Ⅲ期研究已证实新辅助放化疗可显著提高肿瘤降期率、R0切除率并改善OS，且不显著增加手术并发症。

1 放疗指征

1.1 术前放疗指征

（1）可手术切除或潜在可切除的局部晚期GC；

（2）临床诊断：T3、T4和（或）局部区域淋巴结转移，无远处转移。

1.2 术后放疗指征

（1）根治术后适应证：无远处转移；<D2手术且术后病理为T3、T4和/或淋巴结转移；

（2）R1或R2手术切除术后。

1.3 姑息减症放疗指征

对远处转移的GC，通过放疗缓解梗阻、压迫、出血或疼痛。

1.4 局部区域复发

复发部位不能手术且既往未接受过放疗者，可行化放疗后6~8周评价疗效，争取再次手术。

2 放疗技术及靶区

2.1 放疗技术

调强放疗含容积旋转调强放疗（VMAT）及螺旋断层调强放疗（TOMO）等，比三维适形放疗（3D-CRT）拥有更好的剂量分布适形性和均匀性，也可行同步加量（SIB）放疗剂量模式，即不增加正常组织受照剂量，提高GC照射剂量。

2.2 疗前定位

取仰卧位，双手抱肘上抬，置于额头；热塑体膜或真空垫/发泡胶固定，定位前3小时应空腹，口服对比剂或静脉用造影有助于CT定位和靶区。也可选择4D-CT定位，注重呼吸运动管理，避免胃充盈和呼吸运动变化的不确定性。

2.3 放疗靶区

（1）术前放疗

原发病灶（GTV）：结合胃镜、超声、CT及MR确定的GC初始肿瘤原发病灶，阳性淋巴结（GTVnd）：根据CT，有条件者加PET-CT明确的阳性淋巴结，临床靶区（CTV）的范围取决于原发肿瘤部位及其侵犯程度、淋巴结转移情况等，CTV包括GTV、GTVnd及高危淋巴结引流区（表3-9）。

表3-9　根据肿瘤不同原发部位对应的
淋巴结引流区照射范围

肿瘤位置	淋巴结引流区照射范围
Siewert Ⅰ型GEJ	7、9、11p、19、20、110-112
Siewert Ⅲ型GEJ	7、9、10、11p、11b、19、20、110、111
近1/3段胃癌	7、9、10、11p、11b、19
中1/3段胃癌	7、8a、8p、9、10、11p、11b、18、19
远1/3段胃癌	7、8a、8p、9、10、11p、12、13、17、18

（2）术后放疗：CTV GC术后放疗靶区应结合原发病灶部位、手术切除清扫范围、消化道重建方式以及术后病理情况考虑包括瘤床、吻合口及淋巴引流区，残胃不再建议作为靶区勾画（表3-10）。

表3-10　不同病期下术后放疗照射范围

分期	吻合口	瘤床及器官受累区	淋巴引流区
T4bN any	切缘≤3cm或切缘阳性则须包括	是	是
T1-4aN+		是	是
T4aN0		否	是
T3N0		否	是

淋巴引流区范围应根据日本胃癌协会对淋巴结分区的定义，按照原发病灶的不同位置选择照射相应区域（表3-11）。R2手术切除后如有淋巴结残留，则须在前述区域基础上，包括相应淋巴引流区。PTV的范围应参考呼吸运动幅度、充盈状态确定ITV外放范围，再结合摆位误差、系统误差及是否应用图像引导放疗

确定 PTV 外放范围。

表 3-11　原发病灶发生的不同位置
选择术后放疗照射相应区域

原发灶部位	需照射淋巴引流区
近端 1/3	7，8，9，11p，16a2，16b1*
中段 1/3	7，8，9，1 lp，12a，13，14#，16a2，16b1*
远端 1/3	7，8，9，11p，12a，13，14#，16a2，16b1*

#：如 6 区淋巴结转移，则须包括 14 区；

*：如 7~12 区淋巴结转移或者 N2/3 病变，则须包括至 16b1。

（3）姑息治疗的病例可仅照射原发灶及引起症状的转移病灶。

3　放疗剂量及方案

3.1　放疗剂量

（1）术前放疗剂量：推荐 DT 41.4~45Gy，每次 1.8Gy，共 23~25 次。

（2）术后放疗剂量：推荐 DT 45~50.4Gy，每次 1.8Gy，共 25~28 次；有肿瘤和（或）残留者，大野照射后局部缩野加量照射 DT 5~10Gy。

（3）根治性放疗剂量：推荐 DT 54~60Gy，每次 2Gy，共 27~30 次。

（4）转移、脑转移放疗剂量：30Gy/10f 或 40Gy/20f 或者 SRS。

3.2 同步化疗

同步化疗为氟尿嘧啶类药物，可选择口服替吉奥或氟尿嘧啶，也可选择静脉给药。

（1）替吉奥剂量

表3-12　替吉奥剂量

体表面积	剂量（以替加氟计）
<1.25m^2	40mg/次
1.25~1.5m^2	50mg/次
≥1.5m^2	60mg/次

（2）卡培他滨剂量：800mg/m^2 放疗日口服 bid

表3-13　正常组织限量（可根据临床实际情况适当修改）

器官	限量
肺	V20<25%
心脏	V30<30%
脊髓	Dmax≤45Gy
肾脏	V20<25%
小肠	V45< 195mL
肝脏	V30<30%
	Dmean<25Gy

第五节　特殊类型胃癌的治疗

GC除了常见组织学类型外，还有特殊组织学类型和临床病理特征的GC，如神经内分泌癌、肝样腺癌、淋巴上皮瘤样癌、遗传性弥漫性胃癌、Borrmann 4型

GC等，但发病率较低，难行大规模研究，尚无高级别证据，仅将现有的专家共识做以推荐。特殊类型GC的诊断详见第二章第六节病理诊断。

1 胃低分化神经内分泌癌

胃低分化神经内分泌癌（Gastric-neuroendocrine carcinoma，NEC）的确诊主要靠病理形态学和IHC检查，可分为大细胞和小细胞两种类型，在确诊时多处于中晚期，易发生肝转移，总体生存时间短，预后极差。单发微小肿瘤（<1cm）预后相对较好；肿瘤>2cm者，预后较差。

对局限性胃NEC，首选是根治性切除，化疗是术后或无法手术者治疗的重要方法，但目前尚乏针对胃NEC的统一化疗方案。足叶乙甙联合顺铂（EP方案）在临床上较多应用，也有报道伊立替康联合顺铂治疗NEC取得了较好效果，还有顺铂联合S-1化疗延长生存期的报道。

2 胃肝样腺癌

胃肝样腺癌（Hepatoidadenocarcinoma of stomach，HAS）是一种具有肝细胞癌样分化特征的特殊类型GC，占中国GC的6.63%，表现为瘤体大、分化差、浸润深、易发生淋巴结和肝转移、易复发和生存期短等特征。70%~80%HAS者血清AFP增高，可达正常范围的上千倍，主要依靠IHC确诊，即使早期诊断，也预后不良。HAS治疗原则是以手术为主的整合治疗，即使伴有肝转移，R0切除仍是延长生存时间的最佳手段。但由于多数患者发现时已属中晚期，失去根治手术可能，治疗多以化疗为主。化疗方案的选择，HAS病理上存在双重性，需兼顾GC和肝癌双重特点，故一般采用全身化疗结合局部介入化疗，可尝试PD-1抑制剂等免疫治疗。

3 胃淋巴上皮瘤样癌

胃淋巴上皮瘤样癌（Lymphoepithelioma-like gastric carcinoma，LELGC）又称为淋巴样间质GC或胃髓样癌，是伴明显淋巴细胞浸润的胃恶性肿瘤，占所有GC总数的3.8%。80%以上病例与EBV感染有关，有的与MSI有关，预后均明显好于普通胃腺癌患者。

LELGC的诊断主要依靠组织病理学和IHC检测。因LELGC界限清楚、临床分期较早，手术切除辅以化疗为主要治疗方法，化疗方案参考GC。早期LELGC预后与普通型EGC相似，中晚期LELGC预后明显好于普通型GC，即使病灶已浸润胃壁全层，5年生存率仍达79.8%。

4　遗传性弥漫性胃癌

遗传性弥漫性胃癌（Hereditary diffuse gastric can-cer，HDGC）占 GC 群体的 1%~3%，我国多见个案报道，HDGC 是一种常染色体显性遗传癌易感综合征，主要与 CDH1 基因胚系突变有关。手术联合化疗的整合治疗可提高生存率，HDGC 分化程度低，呈多灶性分布，可累及胃的任何部位，局部切除后易残留复发，故推荐行全胃切除辅以术后化疗。

5　Borrmann 4 型胃癌

Borrmann 4 型有不同于其他类型 GC 的临床病理特点和生物学行为，在胃壁内呈广泛浸润性生长，常先累及黏膜下层，并沿胃壁向全胃腔扩散，其独特的生长方式和病理特点使其早期病变难以确诊，诊断敏感性徘徊于 33%~73%，与其他类型相比，更易发生淋巴结和腹膜转移，五年生存率仅为 9.6%。就诊时大多病期较晚，新辅助化疗并不能改善 Borrmann 4 型 GC 的生存，根治度是最重要预后因素，因此 D2 手术仍是提高 Borrmann 4 生存的主要手段。目前尚无高质量研究探讨辅助治疗对其预后影响，普遍认为术后化疗有一定疗效。

第四章

胃癌的康复

　　GC是以局部组织异常生长为特征的全身性疾病，是机体-器官-组织系统性调控失常的病变，具有"全身性"和"系统性"特征，因此整合医学的理念将是GC诊治取得突破的根本保证。GC的整合诊治是以病人为中心，以GC的生物学行为为基础，依托大数据分析、多中心临床实验及临床经验等医学证据，防治并重，吸纳营养、社会、心理等诸学科优势，重视中西医整合，以交联式整合模式，推动GC诊治的规范化、科学化、整体化。

第一节　随访

1　随访策略

　　随访需要医患双方配合。出院前需明确随访意义、频次、大致内容，并记录在出院证明或出院指导上。具体内容如下：

表 4-1　胃癌患者随访策略

项目	具体内容
复查时间	（　　）3~6个月一次；（　　）6~12个月一次；（　　）1年一次
复查内容（供选择）	胸片、彩超、透视、腹部平片、腹腔探查、胃镜、超声胃镜、病理、MRI、CT、PET-CT、ECT、CEA、CA19-9、CA724、CA242、CA125、CA50、便潜血、碱性磷酸酶、腹水检查

2　随访频率

EGC 根治术后：前 3 年每 6 个月 1 次；3 年后每年 1 次，至术后 5 年。

AEG 根治术后及不可切除姑息性治疗：前 2 年每 3 个月 1 次；2 年后，每 6 个月 1 次至术后 5 年；5 年后，每年随访一次。定期随访以发现尚可潜在根治的转移复发 GC，或更早发现肿瘤复发及第二原发 GC，及时干预处理，以提高 GC 总生存，改善生活质量。

Ⅳ期、复发 GC、症状恶化者应密切观察或 3 个月随访一次。

3　随访内容

病史问诊、体检、功能状态评分（PS）、血常规、生化、Hp 检测、CEA 及 CA19-9 每次随访均需检查。胸、腹、骨盆增强 CT 或（和）超声检查，EGC R0 术后 1 年内第 6 个月、第 12 个月各检查 1 次，第 2~5 年内

胃癌

第四章　胃癌的康复

083

每年检查1次。AGC根治术后及不可切除姑息性治疗后，胸、腹、骨盆增强CT前2年每6~12月1次。内镜检查均在术后第1、3、5年各1次。必要时选择其他检查，如骨扫描及PET-CT等。

（1）病史：生活质量评分（GSRS或Visick）、其他治疗情况及效果和体检：功能状态评分（PS）、体重和营养状态评分（NRS2002），营养学评估（维生素B_{12}、铁离子）。

（2）血液学检查：血常规、生化系列、CEA、CA19-9、CA724、CA125、CA424、CA50、维生素B_{12}、铁离子。

（3）Hp检测：GC根治术后常规随访。

（4）推荐术后1年内行胃镜检查并活检，每次胃镜检查行病理活检若有高级别上皮内瘤变或GC复发证据，则需在1年内复查。每年行1次胃镜检查。出现不良主诉或临床指征应随时选择以下检查：①胸腹部盆腔增强CT；②PET-CT、MRI仅推荐于临床怀疑复发，常规影像学检查为阴性时，如CEA持续升高，但腹部CT等检查均为阴性。不推荐将PET/CT列为常规随访监测手段。

第二节　营养评估与治疗

GC营养不良发病率为87%，恶液质达65%~85%，发病率均占所有肿瘤的第一位，其PG-SGA≥2分的比例为92.7%。对大多数GC，营养治疗的时间应该延长，推荐术前免疫营养治疗5~7天，术后至少继续7天（肠内营养和/或肠外营养），甚至终身口服营养补充（Oral nutritional supplements，ONS）。

1　营养评估

营养状况是基本生命体征，入院时应常规评估，并常规记录二元诊断，即原发病诊断及营养状况诊断，后者应包括营养摄入、体重变化、体质指数（body mass index，BMI）、营养相关症状、体能及系统炎症等。推荐实施三级诊断，即营养筛查、营养评估及综合评价。营养诊断可选择任何已经验证的工具与方法，优先推荐PG-SGA营养评估量表。

2　营养治疗

实施营养治疗应遵循五阶梯原则。首选营养教育，次选肠内、肠外营养；首选肠内，后选肠外营养；首选口服，后选管饲。当目前阶梯不能满足60%目标能量需求3~5天时，应选上一阶梯。手术患者，预计围手术期将有7天以上不能摄食时，即使没有明显营养不足，也应予肠内营养（enteral nutrition，EN）；实际摄入量不足推荐摄入量60%且超过10天，亦应使用EN。具备下列情况之一者，应推迟手术而行术前EN：①6月内体重丢失>10%，②BMI<18.5，③PG-SGA评估C级，④无肝肾功能障碍但白蛋白<30g/L。

2.1 术前营养治疗

适应证：①存在营养不良及营养风险；②预计围术期超过5天无法经口进食，或经口进食低于50%推荐摄入量超过7天。首选EN，包括ONS和管饲。经口和经管无法满足能量营养需求（<50%热卡需求）超过7天，推荐联合使用肠外营养（parenteral nutrition，PN）；存在EN禁忌（如肠梗阻）时，尽早开展PN，7~14天较为合适，大部分患者不需从术前当晚开始禁食禁饮，无误吸风险者可在麻醉前2小时饮用清流质，前6小时进固体食物。手术前夜及术前2小时口服碳水化合物有助减少焦虑，改善术后胰岛素抵抗，甚至缩短住院时间。

2.2 术后营养治疗

多数在术后数小时内即可恢复流质等经口摄入，术后24小时内开展EN。对需EN的上消化道及胰腺大手术的营养不良患者，应放置鼻肠管或空肠穿刺管行营养治疗。标准整蛋白配方适用于大部分患者，不推荐使用家庭自制食物。

2.3 晚期胃癌保守治疗

终末期GC患者常合并消化道梗阻，如贲门、幽门等梗阻部位无法手术治疗或支架，推荐常规实施穿刺导管空肠造瘘（needle catheter jejunostomy，NCJ），对实施术后早期肠内营养、防治术后并发症、节省医疗费用、缩短住院时间至关重要；对后期放化疗也大有裨益，可增加营养供给，提高放化疗耐受力，减少不良反应。直至术后辅助放化疗结束，拔除NCJ。

2.4 居家康复期营养治疗

增加食物多样性，增加优质蛋白质、蔬菜、水果、全谷物摄入量，减少饱和脂肪酸、红肉及饮酒；少量多餐、细嚼慢咽；每2周称重并记录，维持BMI在$18.5 \sim 23.9 kg/m^2$；要特别重视门诊营养咨询，至少每3月一次；养成ONS习惯。

3 能量需求

围术期每日总能量消耗为30kcal/kg·d。能量中$50\% \sim 70\%$来源于糖类，$30\% \sim 50\%$由脂类提供；蛋白质需要量从术前1.0~1.2g/kg·d（0.15~0.2g氮）增加到术后1.2~1.8g/kg·d（0.2~0.3g氮）；糖类通常需要通过摄入3~4g/kg·d来满足需求，不低于2g/kg·d，总量不少于100g为宜；脂类为1.5~2g/kg·d，但不超过2g/kg·d；确保每日摄入适量矿物质、维生素。采用全静脉营

胃癌

第四章　胃癌的康复

087

养，应下调能量供给为25kcal/kg·d。

4 免疫营养制剂与配方

GC手术创伤较大，导致免疫力下降，术后病死率及感染率风险增加。增强免疫功能可降低并发症发生，因此免疫营养优先选择。GC患者营养治疗的制剂与配方总体上与其他肿瘤无区别。在围术期，免疫营养比标准饮食更有效果。常用免疫营养物包含精氨酸、谷氨酰胺、ω-3PUFA、核酸和抗氧化微量营养素（维生素E、维生素C、β-胡萝卜素、锌和硒）。强调整合应用，推荐前四种整合；单种、两种甚至三种的整合使用，结果有待验证。

5 营养治疗疗效评价

疗效评价要求动态监测营养治疗前、后及过程中的各营养相关参数变化。营养治疗的临床疗效出现较慢，建议4周为一疗程。治疗后不同参数对治疗发生反应的时间不一致，因此评价间隔时间也应不同。反应参数可分为3类：

（1）快速反应参数：如实验室检查、摄食量、体能等，每1~2周检测1次。

（2）中速反应参数：如人体学测量（体重、小腿围）、人体成分分析、影像学检查、瘤灶体积、和代谢活性、生活质量及心理变化，每4~12周复查一次。

（3）慢速反应参数：生存时间，每年评估一次。

严重营养不良者出院后均应定期到门诊或接受电话随访，至少每3月一次。

第三节 快速康复

1 围术期ERAS全程管理

加速康复外科（enhanced recovery after surgery，ERAS）涉及诊断与治疗各环节，旨在建立外科、麻醉、护理、营养、康复理疗、心理等专家的MDT to HIM管理团队，共同制订个性化ERAS方案，快速安全促进术后康复。ERAS强调多学科合作，主要是优化围术期处理，最重要的措施包括：①多模式止痛方案，避免或减少阿片类止痛剂使用；②避免或减少鼻胃管使用；③术后早期下床活动；④术后早期恢复经口进食、饮水；⑤避免过多或过少静脉输液等。

2 术前准备

2.1 术前宣传教育

多数患者对手术会有不同程度的恐慌和焦虑。应在术前通过口头或书面形式向患者及家属详细介绍麻醉和手术过程，告知ERAS的目的和主要项目，缓解紧张焦虑情绪，争取理解配合，促进术后快速康复。

2.2　术前营养支持治疗

营养不良是发生术后并发症的独立预后因素。术前必要的营养支持是ERAS的重要内容。术前营养评估发现下列任一种情况就需考虑≥1周术前营养支持：①血浆Alb<30.0g/L；②过去6个月内，体质量下降>10%；③BMI<18.5kg/m²；④主观全面评价（Subjective Global Assessment，SGA）为C级。首选EN支持治疗。Hb<7.0g/L时，是输血治疗的指征。

2.3　术前肠道准备

术前机械性肠道准备是一种应激刺激，在破坏肠道内环境同时，也可导致脱水和水电解质平衡紊乱，对老年患者更加明显。目前暂无研究证明能使患者获益。但对合并幽门梗阻者，建议插鼻胃管行温盐水洗胃以减轻胃壁组织水肿及胃潴留；对怀疑侵犯横结肠拟行联合脏器切除者建议术前行清洁肠道准备；对有慢性便秘的者，建议术前予生理盐水灌肠，以免术后排便困难。

2.4　术前禁食禁饮

术前12小时禁食、6小时禁饮是胃手前传统常规措施。但并不能降低术后并发症发生率，反而引起胰岛素抵抗和术后不适。因此，对无胃肠动力障碍或肠梗阻者，术前6小时可进固态食物，术前2小时可饮水。术前未合并糖尿病，麻醉前2小时口服12.5％碳水化合物饮品400mL；术前10小时口服800mL，可减轻术前饥饿、口渴、焦虑，缩短住院时间并减少术后胰岛素抵抗。

2.5 预防性应用抗菌药物

术前0.5~1.0小时给予抗生素。手术时间＞3小时或超过抗菌药物半衰期2倍，或术中出血量＞1500mL，应追加单次剂量。

3 术中管理

3.1 术式选择

术式分为开腹、腹腔镜和机器人手术，推荐肿瘤浸润深度T1-T3期并可达R0根治术的GC可施行腹腔镜或机器人微创手术。

3.2 麻醉方案及液体治疗

麻醉可选择全麻或全身联合硬膜外阻滞等方案，维持麻醉推荐在脑电双频谱监测下进行，术中使用低潮气量通气。在保证组织灌注及血容量稳定前提下，进行控制性液体输注；避免静脉液体输注过多致组织水肿，过少致血容量不足。

3.3 放置鼻胃管

胃肠减压与手术并发症无关。术中不置鼻胃管，可减少肺部并发症，缩短肛门排气时间，加快恢复经口进食，缩短住院时间。术后强调恶心、呕吐及腹胀的预防与治疗；对术前已有幽门梗阻、术中胃壁水肿或吻合口存在瘘及出血风险者，以及术后发生胃潴留、腹胀或严重恶心、呕吐者，可考虑鼻胃管减压。

3.4 放置腹腔引流管

由于GC手术淋巴结清扫范围较大，创面渗出较多，临床多预防性使用腹腔引流管，以引流腹腔积液防止腹腔感染，早期发现吻合口瘘及监测术后出血等。研究表明，GC术后是否使用腹腔引流管对胃胀气、住院时间、术后30天并发症发生率并无影响。因此，建议根据术中情况酌情选择腹腔引流管。

3.5 避免术中低体温

避免术中低体温可减少对神经内分泌代谢、凝血机制的影响。推荐术中常规监测体温并采用必要保温措施。术中腹腔冲洗液体加温至37℃。

4 术后管理

4.1 术后镇痛

腹上区术后术区疼痛对呼吸、早期活动影响较大。有效镇痛可缓解紧张和焦虑，提高早期进食、早期活动等依从性。推荐多模式镇痛方案，非甾体类抗炎药为术后镇痛基础用药，还可选择口服对乙酰氨基酚、切口局部浸润注射罗哌卡因或联合中胸段硬膜外止痛等。阿片类药物不良反应较大，影响肠功能恢复、呼吸抑制、头晕、恶心、呕吐等，应尽量避免或减少应用。

4.2 围术期液体治疗

液体平衡能改善胃切除术的预后，既应避免血容量低导致组织灌注不足和器官功能损害，也应注意容量负荷过多所致组织水肿和心脏负荷增加。术中以目标导向为基础，维持合适循环容量和组织氧供，达到ERAS目的。

4.3 引流管的管理

尽量减少和尽早拔除各类导管，有助于减少感染等并发症，减少对术后活动的影响。术后不推荐常规使用鼻胃管，仅在发生胃排空障碍时选择性使用。如无特殊情况推荐术后1~2天拔除导尿管。留置引流管建议术后早期拔除，在手术创面存在感染以及吻合口漏高风险因素等情况下，可延长引流管留置时间。

4.4 术后尽快恢复经口进食

GC术后尽早恢复经口进食及饮水，术后早期EN可促进肠道功能早日恢复，维护肠黏膜功能，防止菌群失调和移位，降低术后感染发生率及缩短住院时间。术后清醒即可少量饮水，术后首日开始服液体或少量清流质食物500~1000mL，逐日增量，达到2000~2500mL/d的生理需要量时，考虑停止静脉输液。恢复通气后可由流质转为半流饮食。食量根据胃肠耐受量逐渐增加。对术前营养不良者进行肠内或肠外营养支持治疗，直至口服营养量能满足60%能量需要。

4.5 术后促进胃肠功能恢复

术后胃肠功能恢复时间是决定术后住院时间的主要因素之一。预防术后肠麻痹的措施包括：多模式镇痛、减少阿片类药物用量、控制液体入量、微创手术、尽量减少留置鼻胃管和腹腔引流管、早期进食和下床活动等。目前尚乏高质量证据支持使用某种特定药物可促进胃切除术后肠功能恢复。

4.6 术后早期下床活动

早期下床活动可促进多系统功能，包括胃肠功能恢复，预防肺部感染、褥疮和深静脉血栓形成。早期下床活动应加强术前宣传教育、施行多模式镇痛以及早期拔除各种导管。术后清醒即可半卧位或适量床上活动，无需去枕平卧6小时；术后第1天开始下床活动，建立每日活动目标，逐日增加活动量。

4.7 出院标准及随访

基本标准：无需液体治疗，恢复半流质饮食，口服镇痛药止痛佳，伤口愈合佳，无感染证据，器官功能良好，自由活动。ERAS患者加强随访和监测，经电话或门诊指导患者对切口的护理。出院后48小时电话随访；1周进行门诊随访，并指导辅助治疗。

第四节　术后护理

1　院内护理

1.1　病情观察

术后首日心电监护测量血压、脉搏、呼吸，直至血压平稳，同时观察神志、体温、尿量、切口渗血、渗液和引流液情况等。

1.2　采取有效措施，促进舒适感

（1）体位：术后取半卧位，待病人血压平稳后给予低半卧位，以保持腹肌松弛，减轻腹部切口张力，减轻疼痛，并有利于呼吸和引流。

（2）镇痛：见第四章第三节4.1。

（3）休息：为病人创造良好休息环境，保证病人休息和睡眠。

1.3　鼓励早期活动

见第四章第三节4.6。

1.4　术后进食护理

肠蠕动恢复后可拔除胃管，当日可少量饮水或米汤；次日进半量流质饮食，50~80mL/次；第三日进全量流质饮食，100~150mL/次，以蛋汤、菜汤、藕粉为宜；若进食后无腹痛、腹胀等不适，第4日可进半流质饮食，如稀饭；第10~14日可进软食。少食产气食

物，忌生、冷、硬和刺激性食物。注意少食多餐，开始时每日5~6餐，以后逐渐减少进餐次数并增加每次进餐量，逐步恢复到正常饮食。全胃切除后，肠管代胃容量较小，开始全流质饮食宜少量、清淡；每次饮食后需观察病人有无腹部不适。入组ERAS可参考第四章第三节4。

1.5 早期肠内营养护理

（1）鼻饲管的护理：妥善固定鼻饲管，保持鼻饲管通畅，为防止导管堵塞，每次输注营养液前后用生理盐水或温开水20~30mL冲管，每4小时冲管一次。

（2）控制输入营养液的温度、浓度和速度：营养液温度以接近体温为宜，营养液浓度过高易诱发倾倒综合征。

（3）观察有无恶心、呕吐、腹痛、腹胀、腹泻和有无电解质紊乱等并发症。

1.6 引流管护理

（1）妥善固定并准确标记各引流管。

（2）保持引流管通畅，避免受压、扭曲和打折。

（3）观察和记录引流液量、颜色、性质。

1.7 静脉血栓栓塞症的预防

静脉血栓栓塞症包括深静脉血栓形成和肺血栓栓塞症，是外科手术的高危并发症，要做好预防。术后预防措施如下：

（1）返回病房即行下肢按摩，由远端向近端挤压肌肉，促进静脉血液回流。

（2）抬高患肢，必要时热敷下肢，促进血液循环。

（3）鼓励患者在床上多翻身或尽早开始经常的膝、踝、趾关节主动屈伸活动，并多做深呼吸及咳嗽，以增加横膈肌运动，减少胸腔压力。

（4）尽早离床活动，逐渐增加肢体各关节的活动范围及肌力。

（5）观察静脉血栓形成的指征，例如大腿肿胀、肤色变暗，小腿压痛及肿胀等。

（6）机械预防措施：必要时用逐级加压弹力袜和间歇充气加压装置等机械方法，降低下肢深静脉血栓的发生率。

（7）药物预防措施：遵医嘱正确使用抗凝药。服药期间监测凝血时间、血常规等，观察有无牙龈、鼻、手术切口、泌尿系统和消化道及注射部位出血等。

2 居家护理

为满足患者需求，护理人员应参考马斯洛需要层次理论，综合病情、文化水平性格特点等指导患者家庭康复护理，以便提供不同层次、多样化、延续性护理。针对出院后生理和心理需求做好出院指导，并通过电话、家访等方式，提高其对疾病预后相关知识掌握程度。

2.1 饮食调节

（1）细嚼慢咽：食物同唾液充分碾磨和搅拌，完成初级消化，不加重残胃或空肠负担，避免消化吸收障碍。

（2）少量多餐：过饱易出现上腹饱胀不适、恶心、嗳气、腹痛、腹胀等。每日5~6餐，利于消化吸收，还可增加总热量的摄入，预防体重减轻。

（3）吃易消化、能量足够的食物：食物要保证有足够的营养、高蛋白、高维生素。忌食生、冷、硬、油煎、酸辣、浓茶等刺激性及易产气的食物。

（4）干稀分食：进餐时避免同时饮用汤水和饮料，饮料类食物可在进餐前后30分钟饮用，避免饮用过快或一次性喝下大量的含糖食物。

2.2 心理调节护理

患者对肿瘤及预后常有消极悲观情绪，鼓励患者表达自身感受，提高心理素质，善于自我调节，家属和朋友应给予关心和支持。

第五节 中医中药治疗

1 治疗原则

治疗的根本原则为扶正抗癌。GC辨证论治应在辨病与辨证结合基础上，考虑其他治疗手段对机体的影响：初期病人中医治疗可辅助手术和化疗，重建中气，培本扶正；中晚期带瘤生存者，中医治疗在重建中气基础上，兼顾祛邪，同时兼顾复发伴随的症状，随症加减。

2 辨证论治

2.1 胃癌术后辨证施治

术后常表现气血不足、脾胃虚弱，具体由面色淡白、萎黄，唇甲色白，疲倦乏力，少气懒言，饮食积滞，自汗，肢体麻木，舌苔少，脉细弱。常予补气养血、经口进食后可予健脾益胃中药，促进早日康复，利于接受其他治疗。围术期辅助中药治疗，可减少复发，防止转移，延长生存时间。对气血亏虚者推荐八珍汤或当归补血汤；脾胃虚弱推荐补中益气汤；饮食积滞推荐大承气汤。

2.2 胃癌放化疗后辨证施治

放化疗对人体气血、精津产生一定影响，导致五脏六腑功能失调，具体表现为胃部胀满不适，食少纳呆，恶心呕吐，大便不调，神疲乏力，大便稀溏，食后腹胀，面色萎黄等。应用健脾和胃、补气养血、滋补肝肾类中药可减轻和改善临床症状，如骨髓抑制、胃肠道反应等，并提高化疗效果。

（1）手足皮肤反应

本病以血分热毒为主要病机，治疗上以清热为本，给予解毒、燥湿之品。热蕴肌肤推荐黄连解毒汤；湿热蕴脾推荐清脾除湿饮；血热内燥推荐养血润肤饮。

（2）心脏毒性

心脏毒性产生的病机主要为气血双亏（乏力，腹泻，恶心或呕吐，腰膝酸软，头晕头痛，四肢不温，手足麻木，恶心呕吐，纳少，舌胖大，苔白润或腻，脉沉细）、心阳不足（心悸，胸闷气短，面色苍白，肢冷恶寒，舌淡苔白，脉沉细无力），治疗上以气血双补、益气温阳为原则。脾肾阳虚推荐重建中气抗癌汤加减；心阳不足推荐重建中气抗癌汤。

（3）皮疹

皮疹病机主要为气血亏虚、血热内蕴，或风湿、热毒外侵肌腠，临床治疗应根据不同证候，予相应治法方药。风热犯肤推荐疏风饮；湿热蕴肤推荐龙胆泻肝汤引；阴虚血燥推荐犀角地黄汤。

（4）腹泻

湿邪为腹泻主要病因，脾虚湿盛是其病机，常见病因有：外感寒热湿邪、内伤饮食及情志、脏腑功能失调。治疗上以健脾燥湿为主。饮食积滞推荐保和丸；湿热中伤推荐葛根芩连汤；肝气乘脾推荐痛泻要方；肾阳虚衰推荐四神丸。

3 扶正与康复

中医药扶正与康复，药物治疗参照前述辨证用药。饮食忌辛辣烟酒，宜少食多餐。调整情志，保持心情舒畅；条件具备者，可参与太极拳、五禽戏、易筋经等柔缓活动，引导调气；必要时可用针灸疗法，辅助治疗。

3.1 推拿按摩

GC术后康复治疗中，推拿按摩可缓解放化疗后的相关不良反应：

（1）术后出现胃脘胀满、食欲减退、恶心呕吐、腹泻等消化道反应，推荐取仰卧位，摩腹，在腹部沿顺时针方向移动，重点在中脘及天枢。呕吐较重者，加按揉风府到大椎，或按揉脾俞、肝俞、三焦俞、胃俞，以酸胀为度。

（2）化疗导致骨髓抑制，白细胞和血小板减少，伴头晕、乏力、四肢酸软、食欲减退、低热等症。推荐取坐位，操作者以双手大拇指交替点按心俞、肝俞、肾俞、脾俞穴；医者一手握患者手腕，另一手点按神门，而后仰卧位，点按足三里、复溜、三阴交、丰隆数分钟。

（3）改善胃术后疲劳状态，促进胃肠功能恢复，推荐取端坐位，由经过专业培训的护理人员采用点、按、压、揉等方式在脊柱两侧自上而下按摩，力度要由轻到重，以出现酸、胀、麻感为佳，穴位涵盖肺俞、心俞、肝俞、脾俞、胃俞、肾俞、命门、腰阳关等。此外，重点加强腹部按摩，于进食前指导患者取仰卧位，按摩过程中护理人员两手重叠于脐右侧三横指处至脐下三横指处，先按摩升结肠，再到横结肠、降结肠，最后按摩乙状结肠。

3.2 针灸

GC术后康复治疗，针灸可减轻放化疗相关不良反应。禁忌证有：患者过于紧张或饥饿状态下；孕妇不推荐行腰部或腹部针灸；有出血性疾病或有出血倾向；有皮肤感染或者肿瘤局部不建议针灸；腹部不宜针刺过深，防止损伤内脏。

（1）术后腹胀、胃瘫、便秘，选足三里、上巨虚、天枢、中脘、气海、合谷、太冲。

（2）化疗后腹泻、呕吐，选足三里、内关（可联合常规止吐治疗）。

（3）化疗后周围神经病变，选三阴交、太冲、足三里、八邪、八风、合谷、昆仑等穴位（可联合西医营养神经、补充 B 族维生素等治疗）。

（4）化疗后骨髓抑制，主穴取双侧足三里、三阴交，配穴为大椎、脾俞、膈俞、内关、阴陵泉、关元、气海、血海穴。采用补法，进针后将针头慢捻转、轻提插，以患者出现酸胀感为宜，必要时可采取温针灸治疗。

第六节　心理康复

1　药物治疗

GC 伴精神问题特别是抑郁焦虑等情绪十分普遍，且可降低治疗效果与生活质量，并增加治疗花费。

首先应纠正引起精神心理问题的原发生物学病因，包括癌症疾病本身或手术及抗癌药治疗后造成的生理指标异常，如维生素 B_{12} 缺乏、甲状腺功能减低、抗利尿激素分泌异常综合征（SIADH）、高钙血症等，另外抗癌药物或治疗导致的某些持续副反应（如疼痛，恶心呕吐等）也是重要病因，优先考虑解决可逆原因（例如，对症支持治疗，改用另一种系统性抗癌治疗等），症状可能得到解决。

其次，如果当前抗癌治疗效果较好不宜停用，则考虑专门治疗心境或精神症状，原则应同其他精神科患者，可请精神科联合会诊，启动药物治疗前，首先考虑认知行为治疗等心理干预手段。

精神科药物选择应视具体临床状况而定，尤其要考虑与化疗药的相互作用，当前存在及未来可能出现的骨髓抑制等风险，确定哪些药物应选用、慎用或禁用。

2 心理治疗

推荐全病程提供支持性心理干预，如关心病情变化，耐心倾听诉求，了解内心感受，给予疾病相关知识的解释，降低其不确定感，特别是患者伴发严重躯体症状时，及时给予支持性心理干预和教育性干预非常重要。

支持性心理干预是一种间断或持续性治疗干预，有帮助患者处理痛苦情绪，强化自身优势，促进适应性应对疾病。教育性干预是指通过健康教育的方式进行心理干预，包括：治疗相关信息、应对策略、行为训练、沟通技巧以及可利用资源等，推荐医护人员通过咨询关怀、发放疾病资料等给予教育性干预。最好将支持性干预与教育性干预及其他心理干预方法相整合，以获更好疗效。

参考文献

[1] International Agency for Research on Cancer WHO. Gastric Source：Globocan 2020.

[2] Zhang SW，Yang ZX，Zheng RS，et al. [Incidence and mortality of stomach cancer in China，2013]. Zhonghua zhong liu za zhi [Chinese journal of oncology] 2017，39（7）：547-552.

[3] Chen W，Zheng R，Baade PD，et al. Cancer statistics in China，2015. CA Cancer J Clin 2016，66（2）：115-132.

[4] Ishaq S，Nunn L. Helicobacter pylori and gastric cancer：a state of the art review. Gastroenterology and hepatology from bed to bench 2015，8（Suppl 1）：S6-s14.

[5] Ferreira RM，Pereira-Marques J，Pinto-Ribeiro I，et al. Gastric microbial community profiling reveals a dysbiotic cancer-associated microbiota. Gut 2018，67（2）：226-236.

[6] Hidajat M，McElvenny DM，Ritchie P，et al. Lifetime exposure to rubber dusts，fumes and N-nitrosamines and cancer mortality in a cohort of British rubber workers with 49 years follow-up. Occupational and environmental medicine 2019，76（4）：250-258.

[7] Fortunato L，Rushton L. Stomach cancer and occupational exposure to asbestos：a meta-analysis of occupational cohort studies. British journal of cancer 2015，112（11）：1805-1815.

[8] Suh M，Wikoff D，Lipworth L，et al. Hexavalent chromium and stomach cancer：a systematic review and meta-analysis. Critical reviews in toxicology 2019，49（2）：140-159.

[9] Purchase IF，Stafford J，Paddle GM. Vinyl chloride：an assessment of the risk of occupational exposure. Food and chemical toxicology：an international journal published for the British Industrial Biological Research Association 1987，25（2）：187-202.

[10] 胃癌诊治难点中国专家共识（2020版）.中国实用外科杂志，2020，40：869-904.

[11] 曹毛毛，陈万青.中国恶性肿瘤流行情况及防控现状.中国肿瘤临床，2019，46：145-149.

[12] Baur X. Asbestos-Related Disorders in Germany：Background，Politics，Incidence，Diagnostics and Compensation. International journal of environmental research and public health 2018，15（1）.

[13] 杜奕奇，蔡全才，廖专，等.中国早期胃癌筛查流程专家共识意见（草案，2017年，上海）.中华消化杂志 2018，38：87-92.

[14] Muto M，Yao K，Kaise M，Kato M，Uedo N，Yagi K，et al. Magnifying endoscopy simple diagnostic algorithm for early gastric cancer（MESDA-G）. Digestive endoscopy：official journal of the Japan Gastroenterological Endoscopy Society，2016，28（4）：379-393.

[15] The Paris endoscopic classification of superficial neoplastic lesions：esophagus，stomach，and colon：November 30 to December 1，2002. Gastrointestinal endoscopy 2003，58（6 Suppl）：S3-43.

[16] Update on the paris classification of superficial neoplastic lesions in the digestive tract. Endoscopy 2005，37（6）：570-578.

[17] 北京市科委重大项目《早期胃癌治疗规范研究》专家组.早期胃癌内镜下规范化切除的专家共识意见（2018，北京）.中华消化内镜杂志 2019，6：381-392.

[18] Mocellin S，Marchet A，Nitti D. EUS for the staging of gastric cancer：a meta-analysis. Gastrointestinal endoscopy 2011，73（6）：1122-1134.

[19] Sharma M，Rai P，Rameshbabu CS. Techniques of imaging of nodal stations of gastric cancer by endoscopic ultrasound. Endo-

scopic ultrasound 2014，3（3）：179-190.

[20] Dong D，Tang L，Li ZY，Fang MJ，Gao JB，Shan XH，et al. Development and validation of an individualized nomogram to identify occult peritoneal metastasis in patients with advanced gastric cancer. Annals of oncology：official journal of the European Society for Medical Oncology 2019，30（3）：431-438.

[21] 中国抗癌协会胃癌专业委员会.胃癌腹膜转移防治中国专家共识.中华胃肠外科杂志 2017，20（5）：481-490.

[22] 日本胃癌学会.胃癌取扱い規約（第15版）.東京：金原出版株式会社 2017：21-23.

[23] 国际食管疾病学会中国分会（CSDE）食管胃结合部疾病跨界联盟，中国医师协会内镜医师分会腹腔镜外科专业委员会，中国医师协会外科医师分会上消化道外科医师专业委员会，中华医学会肿瘤分会胃肠肿瘤学组，四川大学华西医院胸外科，四川大学华西医院胃肠外科&胃癌研究室等.食管胃结合部腺癌外科治疗中国专家共识（2018年版）.中华胃肠外科杂志 2018，21（9）：961-975.

[24] 中国抗癌协会肿瘤病理专业委员会.肿瘤病理规范化诊断标准 第4部分：胃癌病理诊断标准.

[25] 中华医学会消化内镜学分会病理学协作组，首都医科大学附属北京朝阳医院病理科，上海长海医院消化内科.中国消化内镜活组织检查与病理学检查规范专家共识（草案）.中华消化杂志 2014，34（9）：577-581.

[26] 内镜黏膜下剥离术专家协作组.消化道黏膜病变内镜黏膜下剥离术治疗专家共识.中华胃肠外科杂志 2012，10：1083-1086.

[27] Deng J，Liu J，Wang W，Sun Z，Wang Z，Zhou Z，et al. Validation of clinical significance of examined lymph node count for accurate prognostic evaluation of gastric cancer for the eighth edition of the American Joint Committee on Cancer

（AJCC）TNM staging system. Chinese journal of cancer research = Chung-kuo yen cheng yen chiu 2018，30（5）：477-491.

[28] Kim WH，Gomez-Izquierdo L，Vilardell F，Chu KM，Soucy G，Dos Santos LV，et al. HER2 Status in Gastric and Gastro-esophageal Junction Cancer：Results of the Large，Multinational HER-EAGLE Study. Applied immunohistochemistry & molecular morphology：AIMM 2018，26（4）：239-245.

[29] Mishima S，Kawazoe A，Nakamura Y，Sasaki A，Kotani D，Kuboki Y，et al. Clinicopathological and molecular features of responders to nivolumab for patients with advanced gastric cancer. J Immunother Cancer 2019，7（1）：24.

[30] Fuchs CS，Doi T，Jang RW，Muro K，Satoh T，Machado M，et al. Safety and Efficacy of Pembrolizumab Monotherapy in Patients With Previously Treated Advanced Gastric and Gastro-esophageal Junction Cancer：Phase 2 Clinical KEYNOTE-059 Trial. JAMA oncology 2018，4（5）：e180013.

[31] Kim ST，Cristescu R，Bass AJ，Kim KM，Odegaard JI，Kim K，et al. Comprehensive molecular characterization of clinical responses to PD-1 inhibition in metastatic gastric cancer. Nat Med 2018，24（9）：1449-1458.

[32] Yarchoan M，Hopkins A，Jaffee EM. Tumor Mutational Burden and Response Rate to PD-1 Inhibition. The New England journal of medicine 2017，377（25）：2500-2501.

[33] 薛卫成，樊祥山，孟刚.胃癌相关标志物免疫组化指标选择专家共识（2014）.临床与实验病理学杂志 2014，30（9）：951-953.

[34] Gotoda T. Endoscopic resection of early gastric cancer. Gastric cancer：official journal of the International Gastric Cancer Association and the Japanese Gastric Cancer Association 2007，10（1）：1-11.

[35] Japanese gastric cancer treatment guidelines 2018（5th edition）. Gastric cancer: official journal of the International Gastric Cancer Association and the Japanese Gastric Cancer Association 2021, 24（1）: 1-21.

[36] Sano T, Sasako M, Mizusawa J, et al. Randomized Controlled Trial to Evaluate Splenectomy in Total Gastrectomy for Proximal Gastric Carcinoma. Annals of surgery 2017, 265（2）: 277-283.

[37] Kurokawa Y, Doki Y, Mizusawa J, et al. Bursectomy versus omentectomy alone for resectable gastric cancer（JCOG1001）: a phase 3, open-label, randomised controlled trial. The lancet Gastroenterology & hepatology 2018, 3（7）: 460-468.

[38] Amin MB, Edge S, Greene F, et al. AJCC Cancer Staging Manual. 8th ed. New York: Springer; 2016.

[39] Sasada S, Ninomiya M, Nishizaki M, et al. Frequency of lymph node metastasis to the splenic hilus and effect of splenectomy in proximal gastric cancer. Anticancer research 2009, 29（8）: 3347-3351.

[40] Kumagai K, Sano T, Hiki N, et al. Survival benefit of "D2-plus" gastrectomy in gastric cancer patients with duodenal invasion. Gastric cancer: official journal of the International Gastric Cancer Association and the Japanese Gastric Cancer Association 2018, 21（2）: 296-302.

[41] Wu L, Zhang C, Liang Y, et al. Risk factors for metastasis to No.14v lymph node and prognostic value of 14v status for gastric cancer patients after surgery. Japanese journal of clinical oncology 2018, 48（4）: 335-342.

[42] Sasako M, Sano T, Yamamoto S, et al. D2 lymphadenectomy alone or with para-aortic nodal dissection for gastric cancer. The New England journal of medicine 2008, 359（5）: 453-462.

[43] Tsuburaya A, Mizusawa J, Tanaka Y, et al. Neoadjuvant chemotherapy with S-1 and cisplatin followed by D2 gastrectomy with para-aortic lymph node dissection for gastric cancer with extensive lymph node metastasis. The British journal of surgery 2014, 101 (6): 653-660.

[44] Takahari D, Ito S, Mizusawa J, et al. Long-term outcomes of preoperative docetaxel with cisplatin plus S-1 therapy for gastric cancer with extensive nodal metastasis (JCOG1002). Gastric cancer: official journal of the International Gastric Cancer Association and the Japanese Gastric Cancer Association 2020, 23 (2): 293-299.

[45] Kurokawa Y, Takeuchi H, Doki Y, et al. Mapping of Lymph Node Metastasis From Esophagogastric Junction Tumors: A Prospective Nationwide Multicenter Study. Annals of surgery 2021, 274 (1): 120-127.

[46] Ronellenfitsch U, Najmeh S, Andalib A, et al. Functional outcomes and quality of life after proximal gastrectomy with esophagogastrostomy using a narrow gastric conduit. Annals of surgical oncology 2015, 22 (3): 772-779.

[47] Katai H, Morita S, Saka M, et al. Long-term outcome after proximal gastrectomy with jejunal interposition for suspected early cancer in the upper third of the stomach. The British journal of surgery 2010, 97 (4): 558-562.

[48] Hu Y, Huang C, Sun Y, et al. Morbidity and Mortality of Laparoscopic Versus Open D2 Distal Gastrectomy for Advanced Gastric Cancer: A Randomized Controlled Trial. Journal of clinical oncology: official journal of the American Society of Clinical Oncology 2016, 34 (12): 1350-1357.

[49] Yu J, Huang C, Sun Y, et al. Effect of Laparoscopic vs Open Distal Gastrectomy on 3 -Year Disease-Free Survival in Patients With Locally Advanced Gastric Cancer: The CLASS-01

Randomized Clinical Trial. Jama 2019，321（20）：1983-1992.

[50] Yoshida K，Yamaguchi K，Okumura N，et al. Is conversion therapy possible in stage IV gastric cancer：the proposal of new biological categories of classification. Gastric cancer：official journal of the International Gastric Cancer Association and the Japanese Gastric Cancer Association 2016，19（2）：329-338.

[51] H.Sugarbaker P，杨智冉，李雁.国际腹膜癌治疗指南：肿瘤细胞减灭术加腹腔化疗临床路径.中国肿瘤临床.2020，47（11）：541-551.

[52] Desiderio J，Chao J，Melstrom L，et al. The 30-year experience-A meta-analysis of randomised and high-quality non-randomised studies of hyperthermic intraperitoneal chemotherapy in the treatment of gastric cancer. European journal of cancer（Oxford，England：1990）2017，79：1-14.

[53] Ishigami H，Fujiwara Y，Fukushima R，et al. Phase III Trial Comparing Intraperitoneal and Intravenous Paclitaxel Plus S-1 Versus Cisplatin Plus S-1 in Patients With Gastric Cancer With Peritoneal Metastasis：PHOENIX-GC Trial. Journal of clinical oncology：official journal of the American Society of Clinical Oncology 2018，36（19）：1922-1929.

[54] 李平，王雅洁，詹忆波.红色诺卡氏菌细胞壁骨架治疗恶性腹水34例临床观察.肿瘤学杂志2001，06：345.

[55] 万璐，白春梅，葛郁平等.红色诺卡氏菌细胞壁骨架辅助治疗肿瘤作用的研究个例分析及文献复习.现代生物医学进展2020，20：4042-4045.

[56] Kataoka K，Kinoshita T，Moehler M，et al. Current management of liver metastases from gastric cancer：what is common practice? New challenge of EORTC and JCOG. Gastric cancer：official journal of the International Gastric Cancer Association

and the Japanese Gastric Cancer Association 2017，20（5）：904-912.

[57] Oki E，Tokunaga S，Emi Y，et al. Surgical treatment of liver metastasis of gastric cancer：a retrospective multicenter cohort study（KSCC1302）. Gastric cancer：official journal of the International Gastric Cancer Association and the Japanese Gastric Cancer Association 2016，19（3）：968-976.

[58] Wang Y，Yu YY，Li W，et al. A phase II trial of Xeloda and oxaliplatin（XELOX）neo-adjuvant chemotherapy followed by surgery for advanced gastric cancer patients with para-aortic lymph node metastasis. Cancer chemotherapy and pharmacology 2014，73（6）：1155-1161.

[59] 胡祥，田大宇，曹亮. 残胃癌的淋巴结转移特点及外科治疗. 中华消化外科杂志. 2010（03）：203-206.

[60] 胡祥. 残胃癌的淋巴结转移规律. 中国实用外科杂志. 2009，29（10）：820-823.

[61] Ohira M，Toyokawa T，Sakurai K，et al. Current status in remnant gastric cancer after distal gastrectomy. World journal of gastroenterology 2016，22（8）：2424-2433.

[62] Yoo HM，Lee HH，Shim JH，et al. Negative impact of leakage on survival of patients undergoing curative resection for advanced gastric cancer. Journal of surgical oncology 2011，104（7）：734-740.

[63] Deguchi Y，Fukagawa T，Morita S，et al. Identification of risk factors for esophagojejunal anastomotic leakage after gastric surgery. World journal of surgery 2012，36（7）：1617-1622.

[64] Cunningham D，Allum WH，Stenning SP，et al. Perioperative chemotherapy versus surgery alone for resectable gastroesophageal cancer. The New England journal of medicine 2006，355（1）：11-20.

[65] 许威，于建平，韩晓鹏等. 胃癌根治术后十二指肠残端瘘

的诊治体会.中国普外基础与临床杂志.2017，24（07）：866-869.

[66] 唐兆庆，赵刚，臧潞等.胃癌根治术后胰瘘发生率及其影响因素分析的多中心前瞻性研究（附2 089例报告）.中华消化外科杂志.2020（01）：63-64-65-66-67-68-69-70-71.

[67] 王君辅，谢勇，胡林等.腹腔镜与开腹胃癌根治术后肠梗阻发生率比较Meta分析.中国实用外科杂志.2015，35（07）：766-769.

[68] Kalliafas S，Ziegler DW，Flancbaum L，et al. Acute acalculous cholecystitis：incidence，risk factors，diagnosis，and outcome. The American surgeon 1998，64（5）：471-475.

[69] Yol S，Bostanci EB，Ozogul Y，et al. A rare complication of D3 dissection for gastric carcinoma：chyloperitoneum. Gastric cancer：official journal of the International Gastric Cancer Association and the Japanese Gastric Cancer Association 2005，8（1）：35-38.

[70] Cárdenas A，Chopra S. Chylous ascites. The American journal of gastroenterology 2002，97（8）：1896-1900.

[71] 吴琳石，曹晖，徐佳等.胃癌根治术后腹腔淋巴漏的临床诊治经验.外科理论与实践.2010，15（03）：253-256.

[72] Lee J，Lim DH，Kim S，et al. Phase III trial comparing capecitabine plus cisplatin versus capecitabine plus cisplatin with concurrent capecitabine radiotherapy in completely resected gastric cancer with D2 lymph node dissection：the ARTIST trial. Journal of clinical oncology：official journal of the American Society of Clinical Oncology 2012，30（3）：268-273.

[73] Bang YJ，Kim YW，Yang HK，et al. Adjuvant capecitabine and oxaliplatin for gastric cancer after D2 gastrectomy (CLASSIC)：a phase 3 open-label，randomised controlled trial. Lancet（London，England）2012，379（9813）：315-321.

[74] Cheng X, Wu D, Xu N, et al. Adjuvant albumin-bound pacli-taxel combined with S－1 vs. oxaliplatin combined with capecitabine after D2 gastrectomy in patients with stage III gastric adenocarcinoma: a phase III multicenter, open-label, randomized controlled clinical trial protocol. BMC cancer 2021, 21 (1): 56.

[75] Yoshida K, Kodera Y, Kochi M, et al. Addition of Docetaxel to Oral Fluoropyrimidine Improves Efficacy in Patients With Stage III Gastric Cancer: Interim Analysis of JACCRO GC-07, a Randomized Controlled Trial. Journal of clinical oncology: official journal of the American Society of Clinical Oncology 2019, 37 (15): 1296-1304.

[76] SH P, DY Z, B H, et al. ARTIST 2: Interior results of a phase III trial involving adjuvant chemotherapy and/or chemora-diotherapy after D2-gastrectomy in stage Ⅱ/Ⅲ gastric cancer (GC). Journal of clinical oncology: official journal of the American Society of Clinical Oncology 2019, 37 (15suppl): 4001.

[77] Stiekema J, Trip AK, Jansen EP, et al. The prognostic signif-icance of an R1 resection in gastric cancer patients treated with adjuvant chemoradiotherapy. Annals of surgical oncology 2014, 21 (4): 1107-1114.

[78] Koyama S, Ozaki A, Iwasaki Y, et al. Randomized controlled study of postoperative adjuvant immunochemotherapy with No-cardia rubra cell wall skeleton (N-CWS) and Tegafur for gas-tric carcinoma. Cancer immunology, immunotherapy: CII 1986, 22 (2): 148-154.

[79] Ochiai T, Sato H, Sato H, et al. Randomly controlled study of chemotherapy versus chemoimmunotherapy in postoperative gastric cancer patients. Cancer research 1983, 43 (6): 3001-3007.

[80] KY K, JH Y, YK P, et al. Phase III randomized study of neo-adjuvant chemo-dlernpy (CT) with docetaxel (D), oxaliplatin (0) and S-1 (S) (DOS) followed by surgery and adjuvant S-1, vs surge and adjuvant S-1, for resectable advanced gastric cancer (GC) (PRODIGY). Annals of oncology: official journal of the European Society for Medical Oncology 2019, 30 (5): v876-v877.

[81] Salah-Eddin, Al-Batran. Perioperative chemotherapy with docetaxel, oxaliplatin, and fluo¬rouracil/leucovorin (FLOT) versus epirubicin, cisplatin, and fluorouracil or capecitabine (ECF/ECX) for resectable gastr · ic and EGJ cancer. ASCO 2017 2017, Abstract 4004.

[82] Sumpter K, Harper-Wynne C, Cunningham D, et al. Report of two protocol planned interim analyses in a randomised multi-centre phase III study comparing capecitabine with fluorouracil and oxaliplatin with cisplatin in patients with advanced oesopha-gogastric cancer receiving ECF. British journal of cancer 2005, 92 (11): 1976-1983.

[83] Li ZY, Koh CE, Bu ZD, et al. Neoadjuvant chemotherapy with FOLFOX: improved outcomes in Chinese patients with locally advanced gastric cancer. Journal of surgical oncology 2012, 105 (8): 793-799.

[84] Kochi M, Fujii M, Kanamori N, et al. Phase II Study of Neo-adjuvant Chemotherapy With S-1 and CDDP in Patients With Lymph Node Metastatic Stage II or III Gastric Cancer. American journal of clinical oncology 2017, 40 (1): 17-21.

[85] Li T, Chen L. [Efficacy and safety of SOX regimen as neoadjuvant chemotherapy for advanced gastric cancer]. Zhonghua wei chang wai ke za zhi = Chinese journal of gastrointestinal surgery 2011, 14 (2): 104-106.

[86] Pietrantonio F, Miceli R, Raimondi A, et al. Individual Pa-

tient Data Meta-Analysis of the Value of Microsatellite Instability As a Biomarker in Gastric Cancer. Journal of clinical oncology: official journal of the American Society of Clinical Oncology 2019, 37 (35): 3392-3400.

[87] Stahl M, Walz MK, Stuschke M, et al. Phase III comparison of preoperative chemotherapy compared with chemoradiotherapy in patients with locally advanced adenocarcinoma of the esophagogastric junction. Journal of clinical oncology: official journal of the American Society of Clinical Oncology 2009, 27 (6): 851-856.

[88] Ajani JA, Winter K, Okawara GS, et al. Phase II trial of preoperative chemoradiation in patients with localized gastric adenocarcinoma (RTOG 9904): quality of combined modality therapy and pathologic response. Journal of clinical oncology: official journal of the American Society of Clinical Oncology 2006, 24 (24): 3953-3958.

[89] Leong T, Smithers BM, Michael M, et al. TOPGEAR: a randomised phase III trial of perioperative ECF chemotherapy versus preoperative chemoradiation plus perioperative ECF chemotherapy for resectable gastric cancer (an international, intergroup trial of the AGITG/TROG/EORTC/NCIC CTG). BMC cancer 2015, 15: 532.

[90] Slagter AE, Jansen EPM, van Laarhoven HWM, et al. CRITICS-II: a multicentre randomised phase II trial of neo-adjuvant chemotherapy followed by surgery versus neo-adjuvant chemotherapy and subsequent chemoradiotherapy followed by surgery versus neo-adjuvant chemoradiotherapy followed by surgery in resectable gastric cancer. BMC cancer 2018, 18 (1): 877.

[91] Qu J, Qu X. The predictors of response to neoadjuvant chemotherapy in patients with locally advanced gastric cancer. Cancer

biomarkers: section A of Disease markers 2016, 17（1）: 49-54.

[92] Hofheiaz RD, al e. Perioperative trastuzumab and pertuzumab in combination with FLOT versus FLOT alone for HER2-positive resectable esophagogastric adenocarcinoma: Final results of PETRATCA multicenter randomized phase II trial of the AIO. ASCO 2020 2020.

[93] Zhang Z, Cheng S, Gong J, et al. Efficacy and safety of neoadjuvant immunotherapy in patients with microsatellite instability-high gastrointestinal malignancies: A case series. Eur J Surg Oncol 2020, 46（10 Pt B）: e33-e39.

[94] Lu Z, Zhang X, Liu W, et al. A multicenter, randomized trial comparing efficacy and safety of paclitaxel/capecitabine and cisplatin/capecitabine in advanced gastric cancer. Gastric Cancer 2018, 21（5）: 782-791.

[95] Bang YJ, Van Cutsem E, Feyereislova A, et al. Trastuzumab in combination with chemotherapy versus chemotherapy alone for treatment of HER2-positive advanced gastric or gastro-oesophageal junction cancer（ToGA）: a phase 3, open-label, randomised controlled trial. Lancet 2010, 376（9742）: 687-697.

[96] Janjigian YY, Maron SB, Chatila WK, et al. First-line pembrolizumab and trastuzumab in HER2-positive oesophageal, gastric, or gastro -oesophageal junction cancer: an open-label, single-arm, phase 2 trial. Lancet Oncol 2020, 21（6）: 821-831.

[97] Moehler M, Shitara K, Garrido M, et al. Nivolumab（nivo）plus chemotherapy（chemo）versus chemo as first-line（1L）treatment for advanced gastric cancer/gastroesophageal junction cancer（GC / GEJC）/esophageal adenocarcinoma（EAC）: First results of the CheckMate 649 study. Annals of Oncology

2020, 31: S1191.

[98] Louvet C, André T, Tigaud JM, et al. Phase II study of oxali-platin, fluorouracil, and folinic acid in locally advanced or metastatic gastric cancer patients. J Clin Oncol 2002, 20 (23): 4543-4548.

[99] Kang YK, Kang WK, Shin DB, et al. Capecitabine/cisplatin versus 5-fluorouracil/cisplatin as first-line therapy in patients with advanced gastric cancer: a randomised phase III noninfe-riority trial. Annals of oncology: official journal of the Europe-an Society for Medical Oncology / ESMO 2009, 20 (4): 666-673.

[100] Ajani JA, Rodriguez W, Bodoky G, et al. Multicenter phase III comparison of cisplatin/S-1 with cisplatin/infusional fluoro-uracil in advanced gastric or gastroesophageal adenocarcinoma study: the FLAGS trial. J Clin Oncol 2010, 28 (9): 1547-1553.

[101] Koizumi W, Narahara H, Hara T, et al. S-1 plus cisplatin versus S-1 alone for first-line treatment of advanced gastric cancer (SPIRITS trial): a phase III trial. Lancet Oncol 2008, 9 (3): 215-221.

[102] Cunningham D, Starling N, Rao S, et al. Capecitabine and oxaliplatin for advanced esophagogastric cancer. The New Eng-land journal of medicine 2008, 358 (1): 36-46.

[103] Al-Batran SE, Hartmann JT, Probst S, et al. Phase III trial in metastatic gastroesophageal adenocarcinoma with fluoroura-cil, leucovorin plus either oxaliplatin or cisplatin: a study of the Arbeitsgemeinschaft Internistische Onkologie. J Clin On-col 2008, 26 (9): 1435-1442.

[104] Kim GM, Jeung HC, Rha SY, et al. A randomized phase II trial of S-1-oxaliplatin versus capecitabine-oxaliplatin in ad-vanced gastric cancer. European journal of cancer (Oxford,

England: 1990) 2012, 48 (4): 518-526.

[105] Van Cutsem E, Moiseyenko VM, Tjulandin S, et al. Phase III study of docetaxel and cisplatin plus fluorouracil compared with cisplatin and fluorouracil as first-line therapy for advanced gastric cancer: a report of the V325 Study Group. J Clin Oncol 2006, 24 (31): 4991-4997.

[106] Wang J, Xu R, Li J, et al. Randomized multicenter phase III study of a modified docetaxel and cisplatin plus fluorouracil regimen compared with cisplatin and fluorouracil as first-line therapy for advanced or locally recurrent gastric cancer. Gastric cancer: official journal of the International Gastric Cancer Association and the Japanese Gastric Cancer Association 2016, 19 (1): 234-244.

[107] Peter S Hall DS, Justin S. Waters, et al. Optimizing chemotherapy for frail and elderly patients (pts) with advanced gastroesophageal cancer (aGOAC): The GO2 phase III trial. J Clin Oncol, 2019, 37 (Suppl 15): 4006.

[108] Hall PS, Lord SR, Collinson M, et al. A randomised phase II trial and feasibility study of palliative chemotherapy in frail or elderly patients with advanced gastroesophageal cancer (321GO). Br J Cancer 2017, 116 (4): 472-478.

[109] Hwang IG, Ji JH, Kang JH, et al. A multi-center, open-label, randomized phase III trial of first-line chemotherapy with capecitabine monotherapy versus capecitabine plus oxaliplatin in elderly patients with advanced gastric cancer. J Geriatr Oncol 2017, 8 (3): 170-175.

[110] Zhi Peng TL, Jia Wei, et al. A phase II study of efficacy and safety of RC48-ADC in patients with locally advanced or metastatic HER2-overexpressing gastric or gastroesophageal junction cancers. J Clin Oncol 38: 2020 (suppl; abstr 4560).

[111] Shitara K, Bang YJ, Iwasa S, et al. Trastuzumab Deruxte-

can in Previously Treated HER2-Positive Gastric Cancer. N Engl J Med 2020, 382 (25): 2419-2430.

[112] Le DT, Uram JN, Wang H, et al. PD-1 Blockade in Tumors with Mismatch-Repair Deficiency. The New England journal of medicine 2015, 372 (26): 2509-2520.

[113] Le DT, Durham JN, Smith KN, et al. Mismatch repair deficiency predicts response of solid tumors to PD-1 blockade. Science (New York, NY) 2017, 357 (6349): 409-413.

[114] Marabelle A, Le DT, Ascierto PA, et al. Efficacy of Pembrolizumab in Patients With Noncolorectal High Microsatellite Instability/Mismatch Repair-Deficient Cancer: Results From the Phase II KEYNOTE-158 Study. Journal of clinical oncology: official journal of the American Society of Clinical Oncology 2020, 38 (1): 1-10.

[115] Kim ST, Cristescu R, Bass AJ, et al. Comprehensive molecular characterization of clinical responses to PD-1 inhibition in metastatic gastric cancer. Nat Med 2018, 24 (9): 1449-1458.

[116] Wang F, Wei XL, Wang FH, et al. Safety, efficacy and tumor mutational burden as a biomarker of overall survival benefit in chemo-refractory gastric cancer treated with toripalimab, a PD-1 antibody in phase Ib/II clinical trial NCT02915432. Annals of oncology: official journal of the European Society for Medical Oncology 2019, 30 (9): 1479-1486.

[117] Fuchs CS, Tomasek J, Yong CJ, et al. Ramucirumab monotherapy for previously treated advanced gastric or gastro-oesophageal junction adenocarcinoma (REGARD): an international, randomised, multicentre, placebo-controlled, phase 3 trial. Lancet (London, England) 2014, 383 (9911): 31-39.

[118] Wilke H, Muro K, Van Cutsem E, et al. Ramucirumab plus

paclitaxel versus placebo plus paclitaxel in patients with previously treated advanced gastric or gastro-oesophageal junction adenocarcinoma (RAINBOW): a double - blind, randomised phase 3 trial. Lancet Oncol 2014, 15 (11): 1224-1235.

[119] Chun JH, Kim HK, Lee JS, et al. Weekly irinotecan in patients with metastatic gastric cancer failing cisplatin-based chemotherapy. Jpn J Clin Oncol 2004, 34 (1): 8-13.

[120] Kanat O, Evrensel T, Manavoglu O, et al. Single-agent irinotecan as second-line treatment for advanced gastric cancer. Tumori 2003, 89 (4): 405-407.

[121] Graziano F, Catalano V, Baldelli AM, et al. A phase II study of weekly docetaxel as salvage chemotherapy for advanced gastric cancer. Annals of oncology: official journal of the European Society for Medical Oncology 2000, 11 (10): 1263-1266.

[122] Hironaka S, Ueda S, Yasui H, et al. Randomized, open-label, phase III study comparing irinotecan with paclitaxel in patients with advanced gastric cancer without severe peritoneal metastasis after failure of prior combination chemotherapy using fluoropyrimidine plus platinum: WJOG 4007 trial. Journal of clinical oncology: official journal of the American Society of Clinical Oncology 2013, 31 (35): 4438-4444.

[123] Shitara K, Takashima A, Fujitani K, et al. Nab-paclitaxel versus solvent - based paclitaxel in patients with previously treated advanced gastric cancer (ABSOLUTE): an open-label, randomised, non-inferiority, phase 3 trial. Lancet Gastroenterol Hepatol 2017, 2 (4): 277-287.

[124] Takashima A, Shitara K, Fujitani K, et al. Peritoneal metastasis as a predictive factor for nab-paclitaxel in patients with pretreated advanced gastric cancer: an exploratory analysis of

the phase III ABSOLUTE trial. Gastric Cancer 2019, 22 (1): 155-163.

[125] Zhu J, Liu A, Sun X, et al. Multicenter, Randomized, Phase III Trial of Neoadjuvant Chemoradiation With Capecitabine and Irinotecan Guided by UGT1A1 Status in Patients With Locally Advanced Rectal Cancer. J Clin Oncol 2020, 38 (36): 4231-4239.

[126] Shitara K, Doi T, Dvorkin M, et al. Trifluridine/tipiracil versus placebo in patients with heavily pretreated metastatic gastric cancer (TAGS): a randomised, double-blind, placebo-controlled, phase 3 trial. Lancet Oncol 2018, 19 (11): 1437-1448.

[127] Smyth EC, Verheij M, Allum W, et al. Gastric cancer: ESMO Clinical Practice Guidelines for diagnosis, treatment and follow-up. Annals of oncology: official journal of the European Society for Medical Oncology / ESMO 2016, 27 (suppl 5): v38-v49.

[128] Japanese Gastric Canc A. Japanese gastric cancer treatment guidelines 2014 (ver. 4). Gastric Cancer 2017, 20 (1): 1-19.

[129] Muscaritoli M, Arends J, Bachmann P, et al. ESPEN practical guideline: Clinical Nutrition in cancer. Clinical nutrition (Edinburgh, Scotland) 2021, 40 (5): 2898-2913.

[130] 石汉平. 营养治疗的疗效评价. 肿瘤代谢与营养电子杂志 2017, 4 (04): 364-370.

[131] Fong DYT, Ho JWC, Hui BPH, et al. Physical activity for cancer survivors: meta-analysis of randomised controlled trials. BMJ 2012, 344: e70.

[132] Bozzetti F, Mariani L. Perioperative nutritional support of patients undergoing pancreatic surgery in the age of ERAS. Nutrition (Burbank, Los Angeles County, Calif) 2014, 30

(11-12): 1267-1271.

[133] Helminen H, Viitanen H, Sajanti J. Effect of preoperative intravenous carbohydrate loading on preoperative discomfort in elective surgery patients. Eur J Anaesthesiol 2009, 26 (2): 123-127.

[134] de Groot JJA, van Es LEJM, Maessen JMC, et al. Diffusion of Enhanced Recovery principles in gynecologic oncology surgery: is active implementation still necessary? Gynecol Oncol 2014, 134 (3): 570-575.

[135] Wang F, Chen X-Z, Liu J, et al. Short-term versus long-term administration of single prophylactic antibiotic in elective gastric tumor surgery. Hepato-gastroenterology 2012, 59 (118): 1784-1788.

[136] Oderda G. Challenges in the management of acute postsurgical pain. Pharmacotherapy 2012, 32 (9 Suppl).

[137] Wang Z, Chen J, Su K, et al. Abdominal drainage versus no drainage post-gastrectomy for gastric cancer. Cochrane Database Syst Rev 2015 (5): CD008788.

[138] Liu HP, Zhang YC, Zhang YL, et al. Drain versus no-drain after gastrectomy for patients with advanced gastric cancer: systematic review and meta-analysis. Digestive surgery 2011, 28 (3): 178-189.

[139] Smith I, Kranke P, Murat I, et al. Perioperative fasting in adults and children: guidelines from the European Society of Anaesthcsiology. Eur J Anaesthesiol 2011, 28 (8): 556-569.

[140] Malviya A, Martin K, Harper I, et al. Enhanced recovery program for hip and knee replacement reduces death rate. Acta Orthop 2011, 82 (5): 577-581.

[141] Varadhan KK, Neal KR, Dejong CHC, et al. The enhanced recovery after surgery (ERAS) pathway for patients undergo-

ing major elective open colorectal surgery: a meta-analysis of randomized controlled trials. Clinical nutrition (Edinburgh, Scotland) 2010, 29 (4): 434-440.

[142] Liu X-X, Jiang Z-W, Wang Z-M, et al. Multimodal optimization of surgical care shows beneficial outcome in gastrectomy surgery. JPEN J Parenter Enteral Nutr 2010, 34 (3): 313-321.

[143] McArdle GT, McAuley DF, McKinley A, et al. Preliminary results of a prospective randomized trial of restrictive versus standard fluid regime in elective open abdominal aortic aneurysm repair. Annals of surgery 2009, 250 (1): 28-34.

[144] Hur H, Si Y, Kang WK, et al. Effects of early oral feeding on surgical outcomes and recovery after curative surgery for gastric cancer: pilot study results. World journal of surgery 2009, 33 (7): 1454-1458.

[145] Braga M, Ljungqvist O, Soeters P, et al. ESPEN Guidelines on Parenteral Nutrition: surgery. Clinical nutrition (Edinburgh, Scotland) 2009, 28 (4): 378-386.

[146] Nelson R, Edwards S, Tse B. Prophylactic nasogastric decompression after abdominal surgery. Cochrane Database Syst Rev 2007 (3): CD004929.

[147] Bratzler DW, Houck PM. Antimicrobial prophylaxis for surgery: an advisory statement from the National Surgical Infection Prevention Project. Clin Infect Dis 2004, 38 (12): 1706-1715.

[148] Holte K, Nielsen KG, Madsen JL, et al. Physiologic effects of bowel preparation. Dis Colon Rectum 2004, 47 (8): 1397-1402.

[149] Tambyraja AL, Sengupta F, MacGregor AB, et al. Patterns and clinical outcomes associated with routine intravenous sodium and fluid administration after colorectal resection. World

journal of surgery 2004，28（10）．

[150] Kehlet H，Wilmore DW. Multimodal strategies to improve surgical outcome. Am J Surg 2002，183（6）：630-641.

[151] Ljungqvist O，Nygren J，Thorell A. Modulation of post-operative insulin resistance by pre-operative carbohydrate loading. Proc Nutr Soc 2002，61（3）：329-336.

[152] Hausel J，Nygren J，Lagerkranser M，et al. A carbohydrate-rich drink reduces preoperative discomfort in elective surgery patients. Anesth Analg 2001，93（5）：1344-1350.

[153] Gouma DJ，van Geenen RC，van Gulik TM，et al. Rates of complications and death after pancreaticoduodenectomy：risk factors and the impact of hospital volume. Annals of surgery 2000，232（6）：786-795.

[154] Kehlet H. Multimodal approach to control postoperative pathophysiology and rehabilitation. Br J Anaesth 1997，78（5）：606-617.

[155] 樊代明 . 整合肿瘤学・临床卷[M]. 北京：科学出版社，2021.

[156] 樊代明 . 整合肿瘤学・基础卷[M]. 西安：世界图书出版西安有限公司，2021.